LÉGENDES DU TAO

IMMORTELS, ERMITES, MAGICIENS, CHAMANS, GUÉRISSEURS

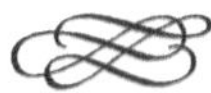

GÉRARD EDDE

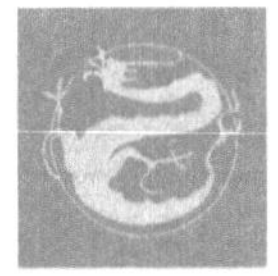

TABLE DES MATIÈRES

AVANT-PROPOS

Dans ces contes populaires ou lettrés, le lecteur côtoiera des magiciens hauts en couleur, des immortels diaphanes et tangibles, des âmes errantes désincarnées, des vierges éternelles...

Il découvrira également des principes spirituels l'irréalité du monde apparent, la trame cachée des choses, le mystère dissimulé derrière un autre mystère, la luminosité et la bonté naturelle de la conscience... Cet ouvrage est une nouvelle version remaniée et illustrée des *contes du Tao sauvage* publiés à la Table Ronde en 2002.

Plus de vingt illustrations accompagnent cet ouvrage.

À PROPOS DE L'AUTEUR

Né en 1947, Gérard Edde, de nombreux voyages professionnels en Asie du Sud-Est lui ont permis de découvrir l'ensemble des méthodes thérapeutiques de l'Extrême-orient, Il a complété sa formation avec plusieurs grands professeurs orientaux : les docteurs Vasant Lad et Trivédi pour l'Ayur-Veda, le docteur Lu pour la thérapie chinoise et le lama-médecin Trogawa Rimpoche pour la médecine tibétaine. Il a également rencontré les plus grands chercheurs en médecine traditionnelle, tels le docteur Bhagwan Dash (Inde), le docteur Motoyama (Japon) et le docteur Wu Wei Ping (Taïpeh 1981).

Gérard Edde est diplômé du *North American College of Chinese herbalism* (Vancouver), de la Chiansi University (Taiwan) et membre de la *North American association of acupuncture* (Chicago). Professeur diplômé en Pratiques Thérapeutiques Taoïstes Quanzhen Longmen (31ème génération).

Au sein de plusieurs associations, il enseigne les thérapies orientales au public français, par des stages et formations. Membre de la Société des Gens de Lettres depuis 1981.

A Sifu Yié Tsaï Yang
Source de mes enseignements et de mon inspiration

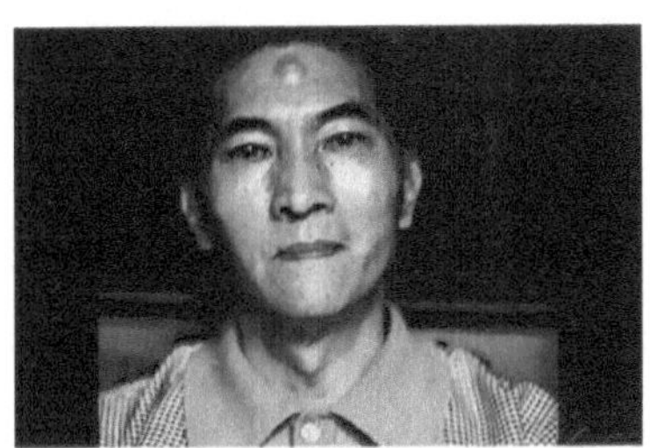

Sifu Yié Tsaï Yang

RÉCITS SUR LA VOIE

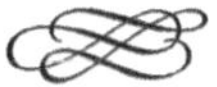

$\mathscr{L}$e son du gong de pierre rempli l'espace de l'aube et résonne parmi les pins de la forêt. Le temple s 'éveille tandis que les volutes d'encens se mêlent aux senteurs des conifères.

La voie du Tao s'enchevêtre au chaos apparent de la nature. Lao Zi énonçait que cette voie spirituelle ne pouvait être décrite par les mots ou les concepts, c'est pourquoi les contes et légendes taoïstes permettent de goûter, simplement à la saveur du Tao sauvage.

Ces récits mythiques nous plongent aux antipodes de la pensée rationaliste étriquée de l'hexagone et de la dialectique marxiste de la Chine de Mao.

On y côtoie des magiciens hauts en couleurs, des immortels diaphanes et tangibles, des âmes errantes désincarnées, des vierges éternelles…

On y découvre aussi des principes spirituels : l'irréalité du monde apparent, la trame cachée des choses, le mystère dissimulé derrière un autre mystère, la luminosité et la bonté naturelle de la conscience….

Quelques thèmes récurrents se distinguent :

L'harmonie
La spontanéité
La relativité du Yin et du Yang

Certes, on retrouve ces idées maîtresses dans la philosophie occidentale, mais ici, il s'agit de vécu, d'expériences, de pratiques concrètes. Nombre de taoïstes perdirent d'ailleurs leur santé en essayant de confectionner les sortilèges et élixirs de longue vie.

On découvrira aussi des comportements récurrents aux philosophes taoïstes : créativité, libre-pensée authentique, méfiance absolue du pouvoir politique, arrogance et dédain des conventions. La voie du Tao serait donc l'anarchie ?

Dans ces contes populaires ou lettrés on découvrira un monde de thérapeutes, de philosophes, d'alchimistes, de sorciers et de mystiques.

Ils déambulent dans les montagnes magiques peuplées de dragons, d'immortels et d'esprits renards.

Les souffles et la philosophie constituent leur nourriture quotidienne. Mais tout compte fait ils sont terriblement humains.

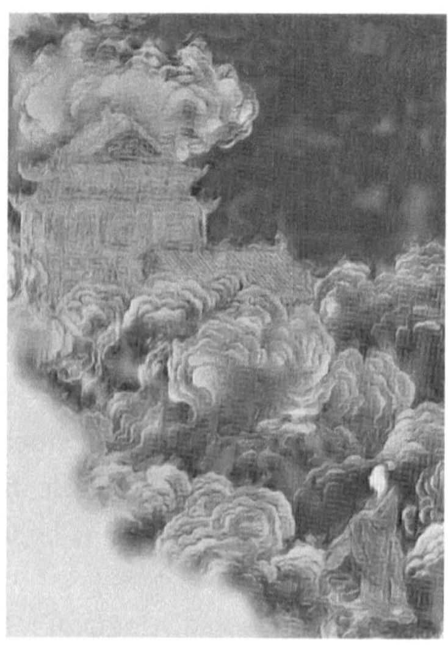

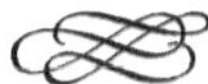

*Avant le commencement
    Qui était là pour raconter les légendes ?
Quand tout était sans forme, ni bas ni haut,
Qui pouvait mesurer les choses ?
Quand la lumière et l'obscurité étaient mêlés,
Qui pouvait distinguer les choses ?*
Le livre des questions célestes

PANGU ET LES DRAGONS DU COMMENCEMENT

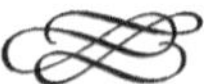

Il y a bien longtemps durant une longue nuit sans lune, du haut du Mont Céleste, les dragons devinèrent un canevas caché des choses, semblable des veines dans la pierre de Jade. Ils dessinèrent le cours du Fleuve Jaune de manière à cristalliser leur vision dans la réalité.

Bien plus tard les empereurs mythiques consignèrent cette sagesse primordiale et secrète sur des supports de bambou.

Il est relaté dans ces textes qu'aux temps antiques les dragons furent submergés par un grand déluge et qu'ils durent apprendre à voler. Mais ils retombèrent dans les abysses et furent vaincus par les poissons, les mammifères et les oiseaux.

À cette époque le monde était encore contenu dans une calebasse, mais bientôt les hommes naquirent et le sang des dragons fut dispersé. *L'Adam* Pangu fut le premier à naître. Les lignes de forces du monde furent cachées et les dragons disparurent, non sans livrer moult batailles.

Il est dit qu'a ce moment les êtres devinrent mortels et que chacun d'eux portait un petit sac contenant les restes du sang des dragons.

La clé du monde fut perdue et il devint difficile de contempler les veines célestes et les artères de la terre.

Seuls les dragons connaissaient le mystère de la trame des choses. Les sages partirent alors à la recherche de la lumière ensevelie. La connaissance est peut-être scellée au fond des océans.

Peut-être aussi que ce sac contient notre espace intérieur ? Contient-il le secret de la fascination du désir ? La lumière contiendrait-elle aussi les flèches de l'amour, les éclairs de la colère ? Les ténèbres et le danger imprévisible sont-ils dissimulés dans le sac ?

Pangu fut donc le premier être humain, à la fois nain et géant. Son corps rayonnait d'or et d'argent, et sa tête était couronnée de la lumière des étoiles.

De son regard émanait le tourbillon du Yin et du Yang. Il vécut dix-huit mille ans et ses pouvoirs étaient immenses. Il découvrit enfin le sac contenant le mystère du monde et trancha son cordon avec son épée de lumière, mais un cataclysmique l'anéantit.

Il s'écroula en arrière, tel un colosse terrassé.

De son souffle naquit le vent, sa bouche donna forme aux nuages.

De ses yeux, le Yin et le Yang de la nuit et du jour s'exprimèrent.

Sa voix fit rouler le tonnerre.

Son corps et ses membres formèrent les cinq grandes montagnes et ses veines devinrent les routes et les fleuves.

Sa barbe engendra les arbres et sa sueur nourrit la pluie et la douce rosée qui baigne les matins.

Ses larmes généraient des fleuves et son courroux jetait des éclairs.

Les poux et les puces qui couvraient son corps immense devinrent les êtres humains qui peuplent cette terre.

Les premiers d'entre eux connurent les animaux mythiques :

Qi Lin la licorne, Ling Gui, la tortue géante, sur le dos de laquelle étaient gravés les arcanes du monde.

Ils se nourrissaient de racines de Ginseng et de pêches sublimes de longue vie. La nuit ils dormaient dans les cavernes de la Mère Terre.

Aux solstices, ils admiraient dans le ciel le cœur du dragon et le plumage céleste du phénix.

Sans aucun doute d'origine chamanique, la légende de Pangu se situe aux origines obscures de l'histoire de la Chine et du taoïsme. On y fait déjà référence dans les Annales des trois Royaumes (220-265 après J-C). Il existe de nombreuses versions de cette légende des origines, mais les plus symboliques se transmettent encore de bouche-à-oreille par les taoïstes eux-mêmes.

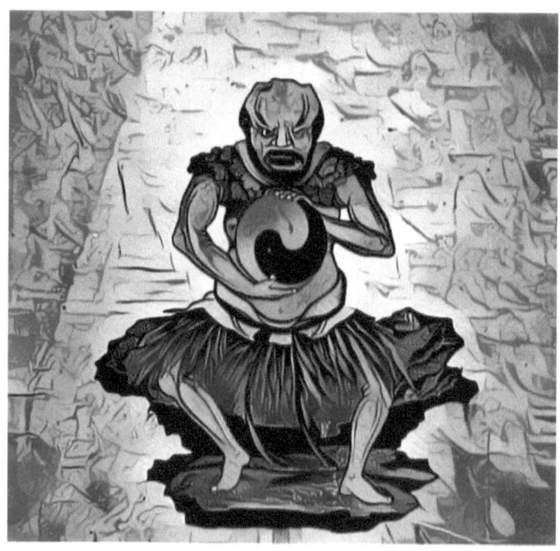

Pangu

TERRES DE LUMIÈRES ET DE TÉNÈBRES

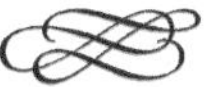

Tout près de notre monde, existe un autre univers, caché aux yeux des êtres ordinaires.

Ce monde est à la fois proche et lointain, on y accède par l'introspection, la contemplation, puis par l'ouverture de soi.

Seuls les maîtres antiques pouvaient voguer sans encombre dans cet espace originel du Yin et du Yang.

Bien que les deux univers se côtoient, cette cohabitation est loin d'être pacifique.

L'univers des terres du haut se trouve à l'est et au nord, à l'est et à l'ouest...

Ces terres du haut resplendissent de lumière, les êtres vivent en paix sans être affectés par les maladies et les émotions conflictuelles.

Leur empereur est le soleil en personne qui infuse par ses rayons joie et sagesse.

Son assistante est Dame la lune qui l'aide de son intuition sans limite. La prospérité est le fruit de cette harmonie.

L'univers des terres d'en bas au sud est plus tourmenté. Il abrite des êtres extrémistes vivant dans l'ignorance et la saleté.

Ses lois sont cruelles et injustes et ses habitants se querellent sans cesse.

Cet empire est gouverné par l'impératrice des ténèbres qui se soucie uniquement de sa seule personne. Son conseiller est un homme impétueux et agressif.

À la frontière entre les deux empires, mais du côté de l'empire de lumière pousse l'arbre merveilleux de la lune.

Sur ses branches croissent de magnifiques fruits blancs chargés de vitalité. Cependant, plusieurs branches de cet arbre passent au-dessus de la frontière et le peuple de l'empire se gave de fruits, ignorant qu'une cueillette trop intense peut tuer l'arbre en l'asséchant.

Il existe aussi u arbre de ce type dans l'empire des ténèbres et ses branches proposent aussi au peuple de la lumière des fruits à goûter.

Ce qu'ils font sans limites, épuisant ainsi l'arbre.

Si l'harmonie existe des deux côtés et si chacun des empires applique la modération et limite sa consommation, un nouvel arbre pousse entre les deux empires : l'arbre de la vie illimitée.

Malheureusement, l'avidité des uns et des autres va provoquer la guerre entre les deux empires.

Les deux arbres représentent ainsi nos attachements égoïstes aux choses. Cet attachement est la racine de la perte de l'énergie.

Bien sûr, le royaume des ténèbres attaquera toujours le premier, mais l'origine du problème est double.

La paix ne sera enfin que lorsque les deux terres effectueront le mariage mystique du Yin et du Yang.

Lorsque l'anxiété et l'agressivité du royaume des ténèbres se marieront avec l'optimisme et liberté des terres de la lumière.

La frustration individuelle est ainsi désignée comme la source de tous les maux.

Cette vieille genèse taoïste se transmet encore de bouche. Elle est souvent prétexte à incarner l'ésotérisme et la symbolique taoïste et se présente sous de nombreuses versions.

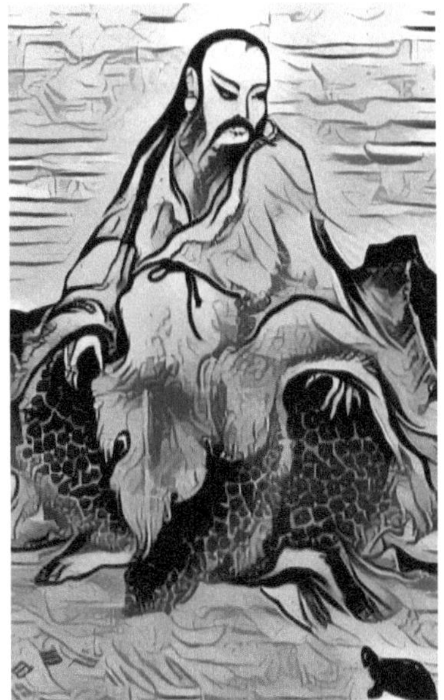

Fuxi et la genèse des trigrammes du Yijing

LE GRANDE ASSEMBLÉE DES IMMORTELS

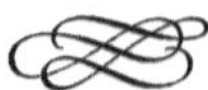

Zhu n'était qu'un gamin, cependant il avait toujours rêvé de visiter un temple taoïste, mais ses parents y étaient opposés.

De tradition confucianistes, ceux-ci avaient une certaine méfiance vis-à-vis des mystiques de la montagnes. Ils préféraient éduquer Zhu dans les règles de la piété filiale et communautaire, lui vantant les mérites des conventions sociales et de la vertu. Zhu lui ne rêvait que d'immortels, de voyage dans les étoiles et de guérisons miraculeuses.

Le monde des adultes lui semblait terne et étriqué.

Un soir d'été, Zhu et sa famille dégustaient le riz du soir en silence. On entendit frapper à la porte d'entrée.

« Un bol de riz s'il vous plait, pour deux pauvres moines errants ! »

La tradition était alors de nourrir les moines qui en faisaient la demande quelle que soit leur obédience. Le père de Zhu prépara donc deux rations de riz aux légumes et le gamin les porta aux deux pèlerins. Ces deux moines là étaient bien particuliers, ils n'étaient pas rasés et arboraient une longue chevelure blanche tressée. Leur donner un age était chose impossible. Ils semblaient vieux, mais cependant leur teint dénotait une grande vitalité. Ils regardèrent Zhu avec attention en écarquillant leurs immenses sourcils.

« Tu est bien Zhu ? Nous sommes venus pour toi.

Ne dis rien à tes parents, nous reviendrons ce soir discrètement et nous t'emmènerons visiter le temple de la montagne ».

Le soir venu les deux moines emmenèrent Zhu sur la montagne ai vieux temples taoïstes. L'endroit était désert mais curieusement quelques bougies étaient allumées. Des volutes harmonieuses d'encens de santal dégageaient un parfum subtil. Les deux compères pénétrèrent dans le hall principal, puis ils se prosternèrent trois fois et amenèrent gentiment Zhu devant les statues qui ornaient le temple.

« Regarde Zhu, voici le terrible Guerrier Noir, protecteur du Nord. : Xuan Wu. C'est la déité la plus révérée du peuple avec Guan Yin la compatissante et Gong Guan le gardien. Il est paré d'une longue robe noire, il tient une épée magique et son ventre est sanglé d'une ceinture de jade. Ses longs cheveux noirs descendent librement jusqu'au bas son dos. Près de ses pieds, tu peux remarquer la tortue mystique et un serpent. Sa puissance est extraordinaire, il peut contrôler les éléments naturels et la foudre. Sa magie est puissante, il est le saint patron des taoïstes des monts Wudang qui s'adonnent aux arts martiaux internes".

"Voici Dou Mu, la mère des sept étoiles de la constellation de la Grande Ourse, centre spirituel de l'univers. Ses trois yeux représentent sa grande sagesse et ses quatre visages son don d'ubiquité. Ses quatre bras symbolisent sa capacité à agir pour le bien de tous. On la prie beaucoup dans les périodes difficiles car elle passe pour être capable de sauver les êtres des situations les plus difficiles. Elle est représentée dans le hall du célèbre Temple des Nuages Blancs de Beijing. Connue par les bouddhistes sous le nom de Guan Yin, elle.est sans aucun doute la plus populaire de toutes les Déités chinoises. Assise sur trône de lotus, elle manifeste une compassion infinie. Elle contrôle Livre de la vie et de la mort et ceux qui veulent prolonger leur vie lui dressent un autel. Sa beauté extraordinaire n'égale même pas sa profonde compassion."

"L'autre personne armée que tu vois est Guan Gong, le Guerrier

Lettré. A l'origine, il fut un grand général de la période des Royaumes Combattants, mais il se mit entièrement au service des autres et devint immortel. En fait, il fut tué pendant une bataille par son abnégation. On le représente toujours avec des traits sévères, portant une longue barbe noire qui donne son nom a de nombreux exercices de santé taoïstes. On le prie pour les affaires, les questions de stratégie ou simplement pour se libérer de l'emprise de l'alcool et des drogues."

"Zhu, tout autel taoïste se doit de porter les trois statuettes des Trois Purs, les trois déités primordiales de l'ancienne religion. Ils représentent à la fois le Ciel, l'Être humain et la Terre, les trois centres énergétiques (Dantian) et les trois trésors de la vie humaine : l'essence vitale, l'énergie et la conscience."

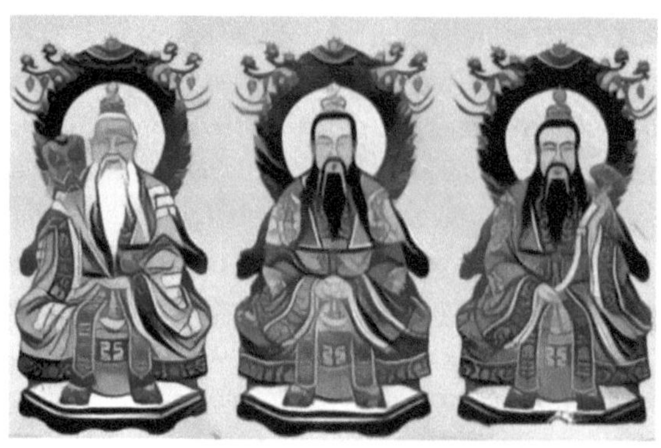

Les Trois Purs

"L'Empereur de Jade est l'entité la plus élevée du panthéon taoïste. On pourrait le comparer à la notion de Dieu des religions monothéistes d'Occident, bien que cette comparaison puisse choquer les missionnaires jésuites qui tentent d'évangéliser la Chine. Pourtant, il se place hiérarchiquement juste en dessous des Trois Purs qui représentent les forces primordiales de l'univers en une sorte de trinité. taoïste. On le représente toujours doté d'une expression impavide tenant un bloc de Jade entre les mains, un chapeau orné de perles de jade cachant ses yeux."

"Ici tu contemples la déité tutélaire de cette région, coiffée d'un

chapeau noir de fonctionnaire d'État. Chaque temple taoïste rend hommage aux esprits des lieux et tente de s'accommoder leurs faveurs. Les gens du peuple ont besoin de se sentir protégés par les premiers habitaient des lieux qu'ils habitent. Ces premiers habitants n'étaient pas toujours des saints, mais on leur doit le respect et leur propitiation permet à ces êtres d'évoluer. On dit aussi qu'en retour, il protège les récoltes et protègent le pays des a calamités naturelles."

"Comme tu le vois, la statue de Lao Zi est toujours en bonne place dans un temple taoïste. Les lettrés considèrent souvent Lao Zi comme un grand philosophe ayant vécut-il y a deux mille ans. Mais les taoïstes religieux le vénèrent comme un immortel dont les écrits révélés abondent dans le canon taoïste. La légende dit qu'il serait né avec un visage de vieillard et que sa sagesse était immense. Dégoûté par la politique il serait parti de Chine vers les montagnes de l'Ouest. Avant de s'éloigner définitivement, un garde l'aurait prié de laisser son enseignement essentiel. Ce texte griffonné sur le départ est devenu le Célèbre Daode Jing dont les lettrés cherchent toujours a définir le sens profond. Ses textes apocryphes sont tout aussi importants et certainement plus explicites."

"Tu reconnais certainement les huit statuettes des Huit Immortels, Lu Dongbin est le plus grand d'entre eux, il porte son épée magique qui chasse les démons. Certains racontent que ces démons ne sont autres que nos propres émotions paroxystiques. Lu Dongbin fut l'un des fondateurs de l'une des plus grandes écoles du Tao : le Quan Zhen ou école de la réalité totale. On le prie pour la guérison et les pratiquants du Taiji Quan le révèrent comme leur maître caché. Les autres immortels sont bien connus et leurs exploits emplissent les livres épiques."

"A l'entrée du temple on peut entendre le son Yin du gong de pierre résonner dans a forêt et le son Yang des deux poissons de bois qui s'entrechoquent. Maintenant il est temps pour toi de retourner te coucher. Reste avec tes parents le plus longtemps possible et obéis leurs, un jour tu pourras t'affranchir de ces conventions qui te pèsent et tu rejoindras la montagne. Les deux compères raccompagnèrent Zhu a la maison familiale. Il s'introduisit dans sa chambre sans un bruit et s'endormit *dans un sommeil peuplé de rêves passionnants. Il ne revit jamais les deux moines pèlerins."*

De fait, Zhu devint l'un des taoïstes les plus influents de ce siècle. Il dut cependant vivre longtemps caché, sous l'apparence d'un simple ouvrier des masses laborieuses de la Chine Populaire Mao.

De tout temps le rationalisme s'est opposé philosophiquement au mysticisme. Dans l'ancienne et quoiqu'en, disent certains sinologues le confucianisme s'est érigé en moralisateur face au mysticisme libertaire des taoïstes. Dans la Chine contemporaine, le marxisme a pris le relais et condamné le prétendu individualisme des taoïstes. L'histoire n'est pas finie...

LA SYMPHONIE SUPRÊME

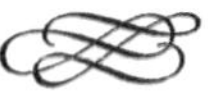

$\mathscr{L}$e ministre questionna ainsi l'empereur Jaune :

« *Quand Votre Majesté fit exécuter sa dernière symphonie la première partie me fit frissonner de peur, la seconde me détendit au plus profond de moi, la troisième me plaça au bord des larmes et la dernière me mit mal à l'aise.* »

L'empereur Jaune répondit :

« *Vous êtes sur le point de comprendre la valeur de cette musique que j'ai composé pour tous les êtres humains. J'ai été inspiré par le Ciel, je l'ai rythmé de manière rituelle et son essence s'appuie sur la pureté originelle.*

La musique parfaite correspond aux idéaux de l'homme : elle est en parfaite harmonie avec le Ciel, elle s'écoule selon les cinq pouvoirs, elle reflète une parfaite symbiose avec la nature. "

"*La véritable musique marque les quatre saisons et réconcilie les êtres. Les cycles sont séquentiels : après le progrès vient la décadence, après la décadence vient la dictature. Les ténèbres succèdent à la clarté, l'obscurité et la lumière se suivent.*

Les sons n'ont ni fin ni commencement, certains naissent, d'autres meurent, certains disparaissent, d'autres apparaissent. Ils s'élèvent du profond mystère, c'est la seule raison de votre peur."

"Comme je suis vide à l'intérieur de moi, je peux m'adapter parfaitement à l'environnement. C'est pourquoi ma musique vous rassure."

"Je peux enfin produire des sons très Yang capables de s'accorder avec la destinée du monde.

Ces sons semblent imiter les êtres vivants, mais ils résonnent aussi dans la profondeur obscure.

Le sage exprime la joie céleste et il cache ses propres capacités. Il garde en lui sa joie intime. Vous avez cherché à saisir le sens de cette musique, mais vous êtes resté coi, comme frappé de stupidité.

Cet état de niaiserie produit l'expérience du grand Tao. »

Les sages du passé disaient :

"On écoute cette musique, mais on ne l'entend pas.
En regardant, on ne découvre pas sa forme.
Elle emplit cependant le Ciel et la Terre.
Elle occupe les six directions de l'espace. »

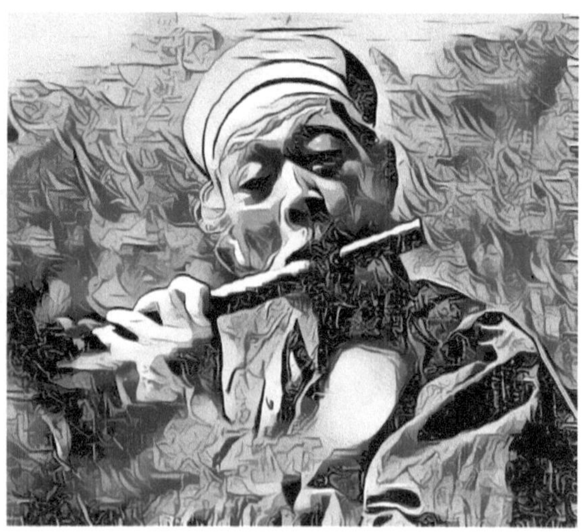

La flute de bambou

QUI MANGE QUI ?

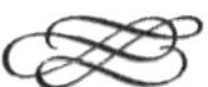

*L*e duc Wang offrit un grand banquet auquel mille convives furent invités.

Au milieu de la salle des Ancêtres était dressée la table d'honneur réservée aux notables de la contrée. Sur toutes les autres tables on trouvait du riz et des légumes à satiété, mais sur la table d'honneur on pouvait remarquer des oies et des poissons présentés avec raffinement. Devant ce spectacle appétissant, le duc Wang soupira d'aise :

« Le Ciel est vraiment magnanime avec les hommes – dit-il – il fait pousser les cinq céréales et il fait naître des oies et des poissons pour qu'ils s'en repaissent ! ».

Toute l'assemblée applaudie ces propos avec enthousiasme, même ceux qui n'avaient droit qu'au riz et aux légumes.

Tous, sauf le jeune fils de Maître Bao qui n'avait que douze ans.

Il était ravi de se trouver sur une table normale dénuée de viande, car toute cette bonne chère le dégoûtait.

Il osa apostropher le duc en ces termes :

« Votre excellence, cela ne se passe pas du tout comme vous le dites. Tous les êtres vivants de ce monde possèdent une vie de même valeur.

Il n'y a pas d'espèces nobles ou de races méprisables. Simplement, certains sont plus forts et plus rusés, ils ne sont pas nés les uns pour se dévorer les uns, les autres.

Lorsque l'homme rencontre quelque chose de comestible, il le mange, tout simplement.

Il n'a pas besoin de justification métaphysique douteuse, le Ciel n'est pour rien dans ce fait abrupt. »

« Les moustiques et les araignées mettent notre peau à rude épreuve ; les ours et les tigres nous dévorent entièrement. »

« Va-t-on dire que ces bêtes ont été créées pour nous manger ? «

« Le Ciel a-t-il conçu l'homme pour n'être que la proie des bêtes sauvages ? »

LE SAGE ET LE MAGICIEN

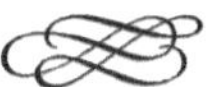

Il était une fois un magicien taoïste du nom de Qi Hsien. Rien qu'en regardant une personne, il pouvait calculer avec précision l'année, le mois, le jour et l'heure de la mort de celle-ci. Il pouvait aussi prédire les périodes heureuses ou difficiles de la vie et la longévité ou la mort prématurée.

Les gens de la contrée de Zheng préféreraient se détourner de lui quand ils l'apercevaient. Cependant, Lie Zi fut intrigué et lui rendit visite. Il fut séduit par la personnalité de ce Feng Zi (magicien) a tel point qu'il s'en ouvrit a son maître Hou Zi en ces termes un peu désobligeants :

« Maître, j'étais convaincu que votre Tao était le meilleur, mais je viens de rencontrer un sorcier dont la doctrine est puissante. »

Hou Zi lui répondit :

« Avec toi Lie Zi, j'ai à peine soulevé le voile des mystères du Tao, comment peux-tu prétendre posséder le Tao et même le comprendre un tant soit peu ?

Tu pars affronter le vaste monde en prétendant connaître le Tao. Quelle illusion !

Ce magicien peut sûrement t'impressionner, mais amène-le-moi ici, afin que je lui montre ma véritable essence. »

Le lendemain, Lie Zi présenta le magicien à son maître. À la fin de l'entretien, le devin prit Lie Zi à part et lui dit :

« Quel malheur ! Ton maître n'a plus qu'une semaine à vivre. J'ai perçu un mauvais présage : des cendres humides me sont apparues. »

Lie Zi s'en retourna pleurer à chaudes larmes dans le giron de son maître. Ce dernier lui dit :

« Ne t'inquiète pas, j'ai fait apparaître dans mon esprit l'image d'un homme mort et celle d'une motte de terre humide, ramène-moi ce magicien demain. »

Le lendemain, le magicien changea de discours :

« Quel bonheur pour ton maître de m'avoir rencontré, ma bénédiction l'a guéri, ses énergies sont de nouveau abondantes ! »

Une fois le devin repartit, Lie Zi se retourna vers son maître d'un interrogatif. Hou Zi lui dit :

« Cette fois j'ai fait apparaître une terre pure céleste, pleine d'un Qi abondant et pur. Ramène-le encore demain ».

Le lendemain, le devin fut interloqué et se confia à Lie Zi :

« Je n'y comprends plus rien, il m'est impossible de lire le destin de ton maître. C'est comme s'il s'était complètement évanoui ! Je ne vois rien ! Demande-lui d'affermir son esprit, sinon je ne peut rien voir. »

Le magicien parti, Hou Zi se tourna vers Lie Zi et lui expliqua la cause de cette confusion :

« Je me suis placé dans l'état de grande vacuité lumineuse qui existait avant même le commencement du monde. Ramène-le-moi une dernière fois. »

Le magicien revint enfin le lendemain. Il entra dans la chambre ou se trouvait Hou Zi et ressortit aussitôt en courant, pris d'une peur panique.

« Rattrapé le !» hurla Maître Hou.

Ce fut peine perdue, Lie Zi ne put retrouver le magicien qui s'était échappé, prenant les jambes à son cou.

« Quel dommage dit doucement Hou Zi, je venais de lui monter la vacuité suprême, l'état originel de mon être. Il n'a pas pu supporter cette vision et s'est enfui, pris de vertige devant la vérité toute nue. »

Cet incident montra à Lie Zi qu'il n'avait encore pas abordé les prémisses du grand Tao.

Il se retira loirs en retraite pour trois ans et supprima de sa vie ce qui était superflu. Il se mit a accorder toute son attention à son épouse, il s'occupa aussi de ses animaux en les traitant comme des êtres humains.

Il était devenu semblable à une montagne, se dressant, solide et impassible au milieu de toute l'agitation du monde. Il laissa le *Vrai classique du vide parfait*, un recueil de fables philosophiques qui marquèrent la pensée chinoise à jamais.

Il resta ainsi dans l'unité jusqu'à la fin de sa vie.

LA FABLE DU BOUCHER

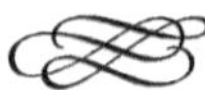

*L*e cuisinier du Prince Hei s'appliquait à découper une pièce de bœuf.

Chacun de ses gestes était parfaitement rythmé : lorsqu'il maniait le couteau, son corps entier participait au mouvement.

On avait l'impression d'assister à un ballet artistique.

« *Bien joué !* » s'écria le prince, admiratif, « *vous maîtrisez parfaitement votre art* ».

« *Sire* », répliqua le cuistot, « *Je me suis entièrement consacré au grand Tao qui est au-delà de toute maîtrise.*

Lorsque je commençais à découper des pièces de bœuf, il y a quelques années, je voyais devant moi l'animal entier.

Après trois années de service, je ne vois plus de bœuf du tout.

Maintenant, je traînaille avec mon propre esprit, sans même jeter un œil sur mon travail.

Mon art n'ai plus besoin de mes sens. Je glisse mon couteau à travers les tissus sans les abîmer, en respectant la structure de l'animal."

"*Un bon cuisinier change son couteau chacun année car celui-ci perd son affûtage. Un cuisinier ordinaire le change tous les mois car il tâtonne et fatigue son outil. Cela fait dix-neuf ans que je n'ai pas* changé le mien et bien que j'eusse découpé des milliers de pièces de viande, il est aussi affûté que le premier jour. Mon secret tient à ce que je travaille uniquement dans les interstices de la viande, sans jamais toucher les os ou les tissus.

Lorsque je tombe sur un morceau difficile, plein de nerfs, je m'arrête un instant.

Puis, je mesure la difficulté en retenant ma main. Enfin, je rentre la lame sans effort et la laisse travailler.

Car pour chaque obstacle il existe une ouverture. »

« Bravo ! - S'écria le prince - je sais maintenant comment pouvoir mener ma vie ».

Cette fable fait partie du célèbre recueil *Zhuangzi* laissé par Zhuang Zhou philosophe qui vécut à l'époque des Royaumes Combattants. Zhuang Zhou aurait occupé une charge administrative et refusé un poste de Premier ministre.

Il se serait complètement retiré du monde, menant une vie d'ermite mais restant proche du peuple.

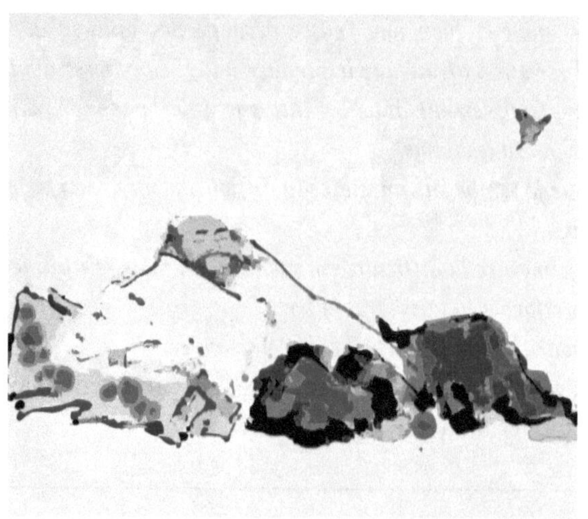

Maître Zhuang

LE BON MINISTRE EST LE MINISTRE INVISIBLE

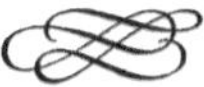

*L*orsque le grand ministre Guan Zhong tomba gravement malade, le Prince Huan commença a s'inquiéter de la gestion de son pays. Il s'approcha de Guan Zhong avec délicatesse :

« *Grand ministre Guan Zhong, votre maladie risque de vous éloigner des affaires du pays. À qui me verriez vous confier votre lourde tâche ? Je verrais bien Pao Shu vous remplacer. Je l'ai remarqué car il fait preuve de grandes qualités, son niveau universitaire est brillant et il fait preuve d'empressement.* »

« *Vénérable Prince, je ne partage pas votre avis. Pao est certes un homme cultivé et lettré, mais il ne supporte pas les erreurs des autres.*

Il risque fort d'irriter le peuple par son élitisme et sa fierté quelque peu arrogante. »

« *Soit – répondit le souverain - mais qui d'autre me proposez-vous ? Dans mon entourage, je ne vois personne capable d'assumer cette fonction.* »

« *Justement Majesté, un de vos meilleurs serviteurs, Hsi Peng est remarquable par son immense humilité.*

Je recommanderais Hsi Peng à Votre Majesté.

Il pense peu à satisfaire des supérieurs, mais il est attentif aux besoins de ses subordonnés.

Il met sa vertu à la disposition de tous, et il sait faire oublier sa haute position sociale.

En fait, il se conduit comme un sage, il est de plus capable d'agir quand il le faut.

N'est pas là le bon ministre dont vous avez besoin ? »

Ce faisant, Guan Zhong légiféra sur le niveau requis pour faire fonction de ministre : être discret et efficace.

Tout est dit !

Soyons persuadés que la plupart de les gouvernants devraient s'inspirer de cette leçon d'humilité de Zhuang Zhou, plus que jamais d'actualité.

DIALOGUE AVEC UN CRÂNE

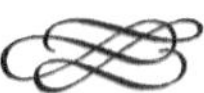

Au cours de ses pérégrinations, un beau jour, Zhuang Zi repéra un crâne humain desséché, au bord du chemin. Il ne trouva pas mieux que de tenter de dialoguer avec ce morceau de squelette. Il fixa le crâne droit dans les sombres orbites et le questionna :

« Ainsi mon ami, quoi que tu aies fait tu te retrouves dans cette condition.

Es-tu un prince dont on a ruiné le royaume ?

Ou est-ce plutôt le froid, la faim et la misère qui t'on conduit au trépas le long de cette route abandonnée ?

Peut-être des voleurs ont subtilisé ta bourse et ta vie ?

Je m'emballe, mais tu es peut-être tout simplement mort de ta belle mort, de vieillesse ! »

Bien sûr le crâne ne répondit rien, Zhuang Zi entendit seulement le souffle du vent mugir dans la lande.

La nuit tombait, Zhang Zi décida de passer la nuit sous la protection d'un rocher avec pour seul oreiller le crâne qu'il venait de découvrir. Il s'endormit ainsi, a la belle étoile.

Pendant la nuit, le crâne lui apparut dans un rêve et lui dit :

« Tout à l'heure, tu as bien résumé la condition humaine. Mais que

sait tu de celle des morts ? Je vais te l'enseigner : dans la mort, il n'y a ni gouvernants, ni gouvernés. Il n'y a rien non plus qui ressemble au cycle des quatre saisons. L'éternité est devant nous et rien ne nous emprisonne. Aucun souverain sur terre ne peut connaître la joie illimitée dont nous jouissons. »

Zhuang Zi était perplexe, et comme il connaissait l'art taoïste d'intervenir dans les rêves, il se permit la question suivante :

« J'ai bien entendu ce que tu me dis. Mais si l'on te proposait de revenir sous forme humaine, de retrouver un beau corps, de retourner chez toi et de retrouver famille, amis et progéniture, laisseras-tu passer une telle occasion ? »

Le crâne lui répondit :

« Pourquoi lâcherai-je toute cette éternité ? Pour retrouver cette condition humaine et ses déceptions ? Sur cette terre, personne ne peut connaître le bonheur qui est le mien. »

Le matin au réveil, Zhuang Zi considéra après tout qu'il ne fallait peut-être pas craindre la mort comme le tout-venant.

LA GRANDE VALLÉE

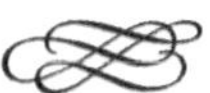

Sombre épaisseur allait vers la Grande vallée de l'Est lorsqu'elle rencontra Ouragan au bord de l'océan de l'Est.

Ouragan engagea le dialogue par ces mots :

« *Vénérable maître, où allez-vous ?*

-À la Grande vallée, répondit Sombre épaisseur.

Quelle est la raison de déplacement, vénérable maître ?

-La Grande vallée est un lieu particulier : on peut y verser sans jamais remplir et l'on peut y puiser sans jamais s'épuiser.

Vénérable maître, je sais que vous ne vous intéressez pas aux choses mondaines, cependant pourriez-vous me décrire la politique du sage ?

-La politique du sage consiste en cela : nommer les fonctionnaires au service du peuple, attribuer les charges et devoirs selon les capacités, répondre aux aspirations et idéaux du peuple. Si le gouvernant parle et réalise selon ces bons principes, le monde s'améliore tout seul.

-Bien, je voudrais maintenant que vous me décriviez l'homme pur – demanda Ouragan.

-L'homme pur ne pense à rien lorsqu'il est chez lui, il ne cogite pas non plus lorsqu'il marche. Il ne fait de différence entre le bien et le mal ni entre la beauté et la laideur. Il aime aider tous les gens qui vivent

entre les quatre océans et il veille à leur harmonie. Il est distrait comme un enfant qui a perdu sa mère et indécis comme un voyageur égaré. Il reçoit richesse et nourriture sans trop savoir d'où elles viennent. Telle est la voie de l'homme pur.

Pouvez vous me parlez de l'homme mystique ?

-Cet homme là chevauche la lumière et y dissout son corps, son rayonnement illumine l'espace. Il réalise complètement son destin et son potentiel. L'univers s'en réjouit et rayonne de bonheur, les soucis triviaux disparaissent et tous les êtres retrouvent leur nature originelle.

On nomme cela se fondre dans le Wuji, l'état chaotique originel. »

ZHANG ET LE GINSENG SAUVAGE

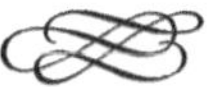

Il était une fois, un petit village de montagne paisible du Nord de la Chine. Le jeune Zhang vivait là avec sa jeune femme et ses deux parents. Son père était un homme âgé, et Zhang devait subvenir à ses besoins comme le veut l'éthique de Confucius.

Zhang était un bon garçon qui avait développé la piété filiale.

Un jour son père tomba gravement malade. Chacun, dans la famille fit tout ce qui possible pour sauver le père. On appela le médecin et le guérisseur du village. On fit venir les moines et l'on pratiqua les prières de bonne santé. Rien n'y fit, il n'y avait aucun signe de rétablissement. Devant ces échecs répétés Zhang et sa femme s'adressa au Seigneur Céleste par cette invocation :

« Puissant Seigneur Céleste étend ta compassion et guéri mon père de sa maladie ! »

Chaque matin, Zhang et sa femme se levèrent aux aurores pour répéter cette prière au Seigneur du Ciel. Un jour, a l'aube alors qu'ils allaient se mettre à prier, ils entendirent le son de la cloche de bois de la porte d'entrée. Ils trouvèrent un vieux moine bouddhiste sur le pas de la porte. Comme le veut la tradition, ils lui remplirent son bol de riz. Le moine les remerciant par ces mots :

« Le Bodhisattva Amitofo veille sur vous mes enfants ! Mais vous semblez soucieux ? Qu'est qui attriste tant votre visage ? »

« Ce n'est rien - répondit Zhang - je dois retourner prier, ne vous en faites pas pour nous. »

« Permettez-moi d'insister et accordez-moi quelques instants, je peux peut-être vous aider – répondit le moine. »

Zhang raconta la maladie de son père et conclut en versant quelques larmes.

« Je comprends votre désarroi, d'autant plus que cette maladie semble très grave. Mais... »

Zhang interrompit le médecin par cette supplique :

« S'il existe une seule chance, je veux la tenter ! »

« Bien ! Mais la médecine nécessaire à votre père ne peut être trouvée ni dans les forêts de plantes médicinales, ni dans le fond des océans. En fait, j'hésite à vous communiquer le secret car seul un être avec une piété filiale hors du commun peut la réaliser. Je doute que vous acceptiez d'aller jusqu'au bout. »

Ce faisant, le moine détourna son regard tristement et s'éloigna.

Zhang le rattrapa et le supplia à genoux de donner soin secret.

« Voilà le secret ! Il est terrible : pour sauver votre père, vous devez sacrifier votre plus jeune fils et le faire bouillir au bain-marie pendant toute une journée. Une tasse de ce terrible bouillon doit être ensuite bue pour votre père. »

Zhang resta ébahi : comment pourrait-il sacrifier son propre fils ?

« Mon plus jeune fils ? Comment pourrais-je ? Comment pourrais-je faire une telle chose ? Comment pourrait-on le suggérer même ?"

Le jeune homme confus, traînait des pieds dans la maison.

D'une voix tremblante il rapporta à sa femme ce que le moine avait conseillé.

"Comment pourrions-nous faire une chose si terrible ?" Gémit-il d'une voix éplorée.

À cette époque, les principes de la piété filiale étaient tels que Zhang prit finalement la décision de sauver son père, quel qu'en soit le prix. Le soir même, il sacrifia son fils et prépara l'horrible bouillon.

Il présenta le breuvage à son père qui s'en délecta et en redemandais jusqu'à ce qu'il tombe dans un profond sommeil.

Le lendemain à l'aube, à la surprise générale, le grand-père se leva, complètement ragaillardît. Il montra une telle énergie qu'il semblait impossible de croire qu'il n'eut jamais été si malade. Les jours s'écoulèrent paisiblement avec toutefois une pointe de remords qui taraudait Zhang.

Un soir on entendit frapper à la porte, Zhang alla ouvrir et faillit s'évanouir : son fils était là, sur le pas de la porte.

« Excuse moi père – dit le fils – je me suis absenté quelques jours sans vous prévenir, puis-je entrer ?. »

Un instant Zhang pensa qu'il s'agissait d'une apparition, d'un fantôme qui surgissait de son propre esprit tourmenté.

Voyant que ses parents ne voulaient pas le reconnaître comme leur fils, ce dernier fondit en larmes.

Ils accueillirent enfin leur fils tout ébaudis, et la nuit suivante, Zhang fit un rêve qui chassa ses remords : il revit le vieux moine qui lui tint ce discours :

« Zhang, j'ai mis à l'épreuve ta piété filiale en t'envoyant une vieille racine de ginseng sauvage sous la forme de ton garçon. Vérifie dans le pot à décoction et tu verras les restes de cette racine. »

Le lendemain, Zhang souleva le couvercle de la vieille théière qui lui servait à préparer ses décoctions.

Au fond du récipient gisait un vieux bout de ginseng rabougri.

Ce conte est à double tranchant : sert-il la réputation du ginseng sauvage ou celle de la pété filiale toute confucéenne ?

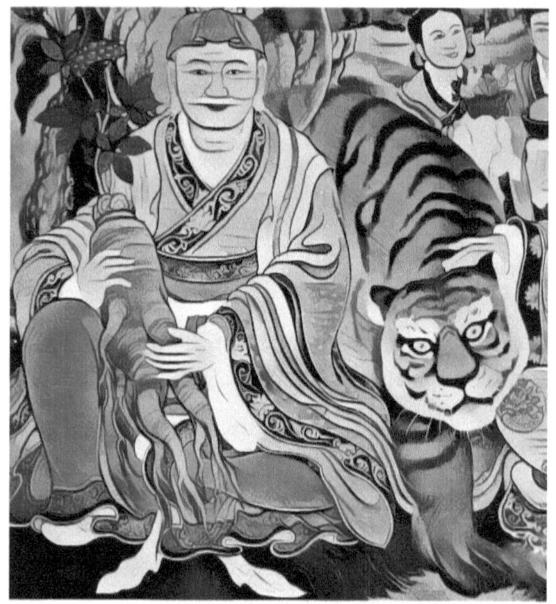

Le Ginseng sacré

UNE POTION POUR LES TERRES PURES

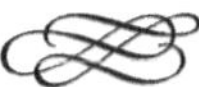

Il était une fois un pauvre ébéniste nommé Zhang. Il était cependant marié à une femme exquise et attentionnée.

Un jour qu'il ramassait du bois dans les montagnes environnantes, il fit une mauvaise chute.

On le transporta dans une cabane de bambou car il ne pouvait se déplacer. Son épouse accourue, affolée à son chevet.

Sur le chemin, elle rencontra un ermite qui la prit en pitié et lui offrit une potion médicinale afin de guérir Zhang.

Il lui prodigua aussi ces quelques recommandations :

« Quand ton mari aura pris cette potion il guérira rapidement.

Par contre, s'il continue à en prendre pendant un mois, il s'envolera vers le paradis de Penglai l'immortel. »

Effectivement Zhang se rétabli promptement et il continua malgré tout a savourer la potion qui avait un goût irrésistible.

Un beau jour il sentit son corps devenir léger : il pouvait se déplacer avec aisance dans les airs !

Il fit ses adieux a sa femme et s'envola pour les terres pures de Penglai.

Le soir, la femme de Penglai fut prise de langueur, elle pleura amèrement sur sa solitude.

Dès le lendemain, elle goûta a la potion et décida d'en prendre chaque jour jusqu'à ce qu'elle puisse, elle aussi, voler vers les terres pures.

De nouveau, le sac de plantes médicinales ne se vidait pas. Il apparaissait chaque jour toujours aussi plein.

Au bout de trois longues années, elle put enfin s'envoler vers le paradis de Penglai.

Zhang l'accueilli par ces mots :

« *Je savais qu'un jour tu me rejoindrais.* »

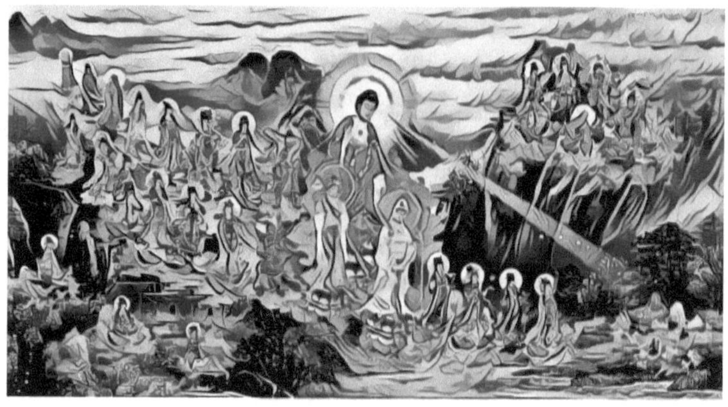

Les terres pures de Wuliangguang Fo

LE DEVIN ET LE SCEAU IMPÉRIAL

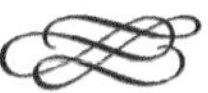

*I*l y a bien longtemps deux étudiants miséreux : Zu et Wu, plus connus sous les sobriquets de la *pierre* et du *crapaud*.

Zu, dit « la pierre » avait accompli le cursus complet de ses études, il était d'une rare intelligence.

Wu, « le crapaud » au contraire n'avait rein réussi et de plus il se distinguait par sa paresse légendaire.

Quoi qu'il en soit tous deux étaient pauvres. Zu n'arrêtait pas de se creuser la tête pour trouver des solutions à leur misère. Un beau jour, il s'écria :

« Mon cher crapaud, la vie est trop dure pour nous, il faut que nous sortions de ce marasme. Nous devons faire quelque chose le plus rapidement possible pour accéder à une vie décente. »

« Je n'ai pas trop d'idée là-dessus » répondit Wu d'un air désabusé.

« Une merveilleuse idée m'est venue à l'esprit – surenchéri Zu – nous allons devenir les meilleurs voyants de tout le pays et bénéficier ainsi des bienfaits du Ciel. »

« Les bienfaits du Ciel ! S'exclama Wu – Mais nous n'avons même

pas ceux de la Terre et nous ne sommes même pas sûrs de manger ce soir. »

« Écoute-moi bien Wu, le crapaud, car tu devras suivre mes instructions à la lettre.

Voilà mon plan. Je vais m'introduire subrepticement dans le palais de l'empereur et lui dérober son sceau impérial.

Ensuite j'irais le cacher dans les jardins du palais, très précisément dans le tronc d'un vieil arbre que j'ai repéré de longue date. Quelques jours plus tard tu iras te présenter au palais comme si tu étais le meilleur devin de la contrée.

Tu ajouteras que tu peux résoudre les affaires les plus délicates. L'empereur te parlera sûrement de la perte de son sceau. Tu lui diras que contre une bonne récompense rien ne t'est impossible.

Il ne nous restera plus qu'à nous partager la récompense. »

Wu resta songeur devant cette idée qui ne l'emballait pas vraiment. Mais après tout le plan semblait solide, alors…

La nuit suivante, Zu dit « la pierre », se glissa dans le palais, déroba le sceau et le cacha comme il l'avait planifié.

Le matin suivant, il eut grand bruit dans le palais, l'empereur était enragé et il menaça toute la cour.

Wu se présenta quelques jours plus tard à l'intendant qui pour une fois écouta les propos de ce magicien avec intérêt. Il fut embauché sur-le-champ. Il se plaça dans une posture altière, ferma les yeux tel un être inspiré et déclara solennellement :

« Je la vois ! Le sceau impérial est dans le jardin, le voleur l'a caché dans le tronc d'arbre. »

Incrédule, la cour entière se déplaça dans le jardin et découvrit le sceau caché dans le tronc d'arbre.

La récompense fut versée au-delà de toute espérance et les deux compères s'en réjouirent vivement.

Cependant, quelques jours plus tard, l'empereur fit mander Wu dans son palais : une nouvelle affaire venait d'éclater : la ceinture d'or de l'impératrice avait disparu.

Il dut refaire son numéro et avouer qu'il n'avait de réponse immédiate. On le garda cependant au palais et la nuit suivante, il déambula misérablement dans les jardins.

Soudain, une jeune courtisane en pleurs apparut devant Wu et lui tint ce discours :

« Je sais maître Wu que vous savez déjà tout ce qui arrivé et que vous hésitez à en parler à l'empereur pour ne pas me compromettre !

C'est moi qui ai volé cette ceinture et l'ai cachée dans un meuble d'une remise. »

« Je peux arranger cela dit Wu stupéfait de l'aubaine, je ne parlerai pas de vous, mais je dois remettre la ceinture à l'empereur. »

La courtisane sortit en le remerciant de mille manières.

Le lendemain Wu annonça à l'empereur qu'un rêve prophétique lui avait dévoilé le lieu ou était dissimulé la ceinture.

Ce fut une nouvelle fois un succès triomphal et Wu devin le voyant le plus célèbre de l'Empire. Tellement célèbre que l'empereur de Chine demanda à le voir.

Il fut reçu par l'empereur qui curieux de mesurer les exploits de Wu lui lança ce défi :

« Maître Wu, tu vois ce monticule au milieu du jardin. J'y ai caché quelque chose ! Et je te demande de me dire ce que c'est. »

Wu, le crapaud, sentit le monde se dérober sous ses pieds. Il bredouilla quelque excuse.

L'empereur, furieux décida sur-le-champ l'exécution de Wu :

« Ces charlatans ne méritent pas de vivre !» Clama-t-il à la cantonade.

Désemparé, Wu fit ses dernières prières, mais brusquement, se rappelant le subterfuge de son ami Zu il hurla désespérément :

« Regarde le *crapaud* va mourir à cause de la *pierre*.

À ces mots l'empereur empoigna la lame du bourreau et se tournant vers l'assistance il s'exclama :

« J'avais en effet caché un crapaud sous une pierre derrière le monticule, et je crains que l'animal n'ait pas survécu ! »

À la suite de cet imbroglio, Wu, ennoblit et enrichit par l'empereur vécut heureux jusqu'à la fin de ses jours.

Il y a de cela bien longtemps…

UN SAUVETAGE DIVIN

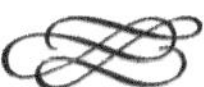

Un jour qu'il parcourait les sentiers des monts Emei ou il vivait en retraite, le médecin Sun Simiao aperçut un gamin qui achevait à coup de pierres un petit serpent vert.

Sun prit la bête en pitié et intervint pour faire cesser les tortures. Il offrit même sa tunique au gamin pour qu'il laisse le serpent. Marché conclu, le gamin repartit avec le vêtement et Sun s'occupa du serpent qu'il tenta de guérir.

Il passa quelques heures auprès de l'animal pour le soigner. Le serpent reparti achever sa convalescence dans les hautes herbes.

Un mois après cet incident, arpentant encore les flancs de la montagne, Sun tomba nez à nez avec un étrange cavalier flanqué de deux serviteurs.

Une sorte de grâce naturelle émané de ce jeune homme drapé de blanc :

« Je vous cherchais, seigneur Sun, mon maître désire vous rencontrer, sa demeure n'est pas bien loin. Accepteriez-vous de me suivre ? »

Sun suivi le cavalier, il se retrouva rapidement dans une ville qu'il ne connaissait pas.

Les allées étaient fleuries et les habitants rayonnaient par leurs apparats et leur allure altière.

Il fut conduit dans un palais magnifique auprès de la maîtresse de maison : une grande femme resplendissante de beauté et de vitalité. Autour d'elle se tenaient deux courtisanes vêtues de la robe pourpre des mystiques.

« Je dois vous remercier maître Sun – commença la jeune femme – *il y a un mois de cela, mon fils a fait une fugue dans les montagnes et vous l'avez sauvé des mains de ce vilain gamin ! »*

Elle esquissa un geste gracieux et un jeune garçon tout de vert vêtu apparu sur le pas de la porte.

Il portait encore un pansement sur l'avant-bras.

Sun compris qu'il se trouvait dans un lieu sacré, hôte des immortels.

On lui prépara un immense banquet composé des mets les plus raffinés et agrémentés de danseuses sensuelles.

Mais Sun refusa l'honneur par ces mots :

« Vous savez, je ne suis qu'un ermite taoïste et je n'ai pas vraiment le goût à toutes ces festivités, vos remerciements me suffisent. »

Alors la mystérieuse dame s'éloigna puis revint avec un livre en enveloppé dans un tissu de soie pourpre.

« Je vous remets ce livre précieux. Il contient des formules d'acu-puncture capable de soigner des milliers d'êtres. Ce livre vous rendra célèbre pour des générations et apporter le soulagement à des millions. »

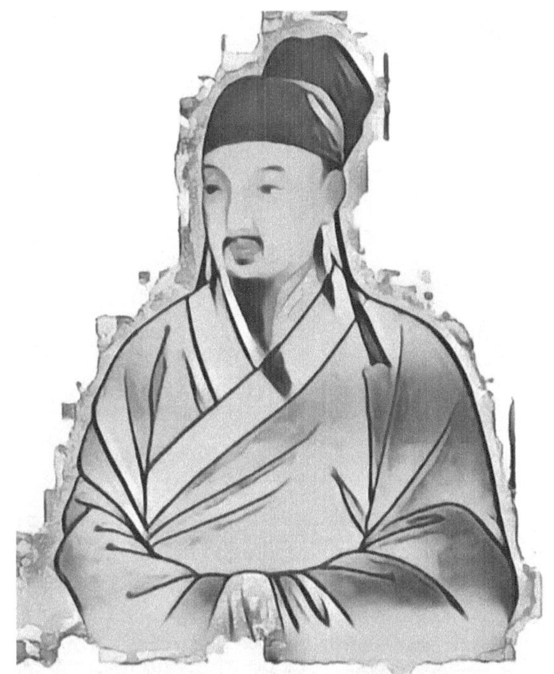

Sun Simiao

Sun Simiao fut l'un des médecins les plus réputés de Chine ancienne. Il exerça son art au début de la dynastie des Tang (618-907). Il fut fortement influencé par la philosophie taoïste et peut-être aussi par la médecine traditionnelle de l'Inde : l'Ayurvéda. Il laissa un formulaire d'acupuncture renommé : "les prescriptions valant mille onces d'or".

LE POULS DE VIE

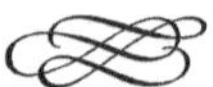

Sun Simiao fut l'un des médecins les plus réputés de la Chine ancienne. Il exerça son art pendant la dynastie Sui et Tang.

Né de parents pauvres, il sut pourtant poursuivre des études ardues et lire tous les classiques de la médecine énergétique taoïste.

D'une probité à toute épreuve, il refusa de pratiquer à la cour et il montra sa grande intégrité en refusant un titre de noblesse.

En fait il pratiqua surtout auprès des plus démunis, dans les régions les plus isolées.

Un jour qu'il arpentait les chemins boueux de la Chine rurale pour prodiguer ses soins, il aperçut quatre hommes qui portaient un cercueil de bois suivis par un triste cortège funéraire.

Sun remarqua une vieille femme qui pleurait toutes les larmes de son corps.

Il s'approcha et vit que le cercueil était mal fermé et laissait échapper un filet de sang... Intrigué, il questionna la vieille femme :

« C'est ma fille unique, lâche-t-elle entre deux sanglots. Elle atten-

dait un enfant lorsqu'elle fut prise de violentes convulsions qui durèrent deux jours et deux nuits. Elle est morte il y a deux heures ! »

Sun dit que si le sang coulait encore il y avait peut-être encore un espoir.

Il demanda ace que le cercueil fut ouvert.

Il prit aussitôt le pouls de l'infortunée et senti une pulsation infime qui montrait que la fille avait encore une étincelle de vitalité.

Il sortit ses aiguilles d'acupuncture et ^piqua sans hésiter un point de réanimation.

Il manipula l'aiguilla longuement et avec délicatesse.

Au bout de quelques minutes, des contractions apparurent sur le ventre de la fille et elle mit au monde un magnifique bébé.

Quelques minutes plus tard, le rose vint aux joues de la mère et celle commença à reprendre vie. Su lui donna ensuite une potion reconstituante.

Dans toute la contrée Su Simiao fut connu dans toute la Chine comme : « *l'homme qui sauva deux vies grâce à une aiguille unique.* »

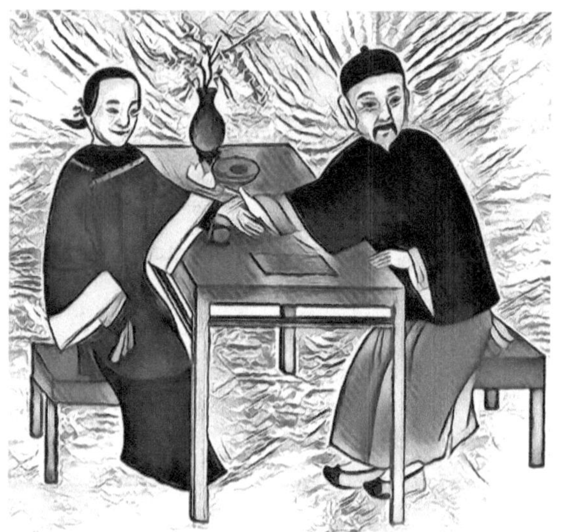

Le pouls chinois

LA PRÉDICTION IMPARABLE DE
SHAO YONG

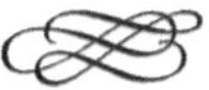

En ce temps-là, Shao Yong devint célèbre dans toute la Chine pour ses prédictions étonnantes.

Il avait étudié le Yi Jing et tous les textes taoïstes de divination avec édition.

On venait le voir pour lui demander toutes sortes de conseils : familiaux, stratégiques, politiques. Mais il continuait cependant à être passionné par son art.

Un jour, pour se distraire et vérifier son don, il fit une divination sur une belle lampe en porcelaine qu'il venait d'acquérir.

Il fit de savants calculs a partir de la date d'achat de cette lampe. Il calcula les quatre piliers du destin - *Ba Zi* - de la date d'achat : l'heure, le jour, le mois et l'année de l'acquisition de l'objet.

Puis il se référa à l'interprétation du Yi Jing et des trigrammes. Il en déduit que cette lampe serait cassée tel jour et à telle heure ! Il nota cela avec amusement dans ses tablettes.

Le jour venu, il plaça la lampe sur une table devant ses yeux, et se demanda par quel miracle cette lanterne pourrait être abîmée.

Il se posta en observateur devant la lanterne une heure avant l'heure prévue de sa destruction et attendit avec scepticisme…

Au bout d'une heure, la lampe n'avait toujours pas bougé et Shao Yong s'apprêtait à se lever de sa chaise lorsque son épouse entra brusquement dans la pièce, furibonde.

Elle l'apostropha en ces termes :

« Fainéant ! Que fais-tu depuis une heure, assis sur cette chaise ? Je pensais que tu étais au moins en train de travailler ou d'étudier ! »

Shao Yong n'eut même pas le temps d'ébaucher une excuse, sa femme cogna la table et la lampe explosa en mille morceaux sur le sol.

Shao Yong ne put s'empêcher d'ébaucher un sourire qui lui valu une nouvelle vague de réprimandes : il venait de confirmer son talent au prix d'une lampe en porcelaine !

Shao Yong (1011-1077) fut un sage, et un philosophe, il élabora le système métaphysique du Daoxue, mouvement connu à tort sous le nom de néo-confucianisme, mais de fait taoïste. Le point de départ de ce système est le Yijing ou Livre des Changements). Shao Yong trouve dans l'ancienne science divinatoire les bases d'une nouvelle cosmologie Shao Yong propose une nouvelle une interprétation de l'histoire selon ce système basé sur des cycles cosmiques. Il établit une observation des êtres pour en découvrir l'élément transcendant (Guanwu) sorte de discipline de l'esprit proche des techniques d'introspection taoïste (Fanguan). Il laisse aussi des poèmes d'une spontanéité et d'une simplicité surprenantes.

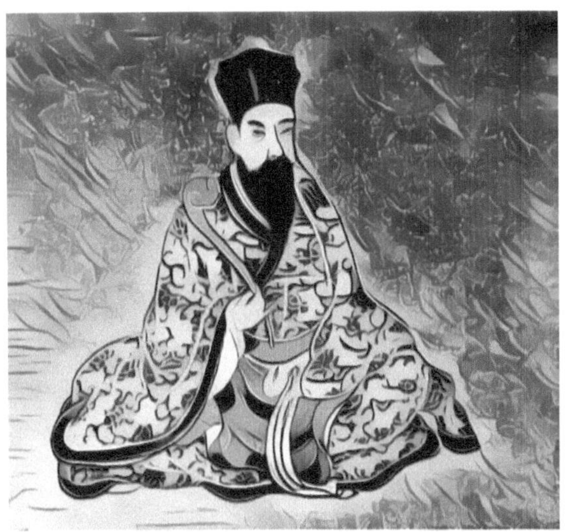

Shao Yong

LE PRINCE QUI NE VOULAIT PAS DE LA MALADIE

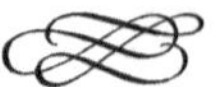

Le taoïste Bian Que était un médecin réputé ; il fut un jour appelé afin d'émettre un diagnostic sur la personne du prince Huan.

Bian Que était l'un des plus grands spécialistes du diagnostic par les pouls. Il ne mit pas longtemps avant d'émettre son jugement :

« Seigneur Huan, vous êtes affecté par une maladie chronique. Fort heureusement, cette maladie n'a pour l'instant atteint que la première couche défensive de votre organisme :le Tai Yang. Si vous prenez dès maintenant un traitement adéquat, la maladie disparaîtra sans laisser aucune séquelle. Par contre, si vous tardez, la maladie risque de rapidement s'aggraver. »

Le prince sourit et répondit avec arrogance :

« Je ne souffre d'aucune maladie, vous vous trompez de bout en bout ! »

Bian Que fu congédié sur-le-champ.

Derrière son dos, la cour le dénigra :

« Tous ces médecins préfèrent soigner les gens qui ne sont pas malades, cela leur permet de collectionner une bonne réputation à peu de frais. »

Deux semaines plus tard, Bian Que revint et prit de nouveau le pouls du prince :

« Prince, je vous en conjure prenez vite mon traitement ! La maladie a pénétré dans les couches musculaires de votre corps : le Yang Ming. Nous pouvons encore éviter le pire. »

Incrédule et passablement irrité, le prince Huan congédia le médecin avec des mots encore plus durs.

Une semaine plus tard, par hasard, Bian Que aperçu au loin le prince Huan dans la grande rue, accompagné de sa cour.

Bian Que disparu à toute jambe et se cacha maladroitement derrière un pilier du temple.

Le prince, furieux de ce manège envoya un coursier chez Bian Que pour connaître la raison de cette dérobade.

« Je me suis enfui car il est maintenant trop tard pour soigner cette maladie qui fut facilement guérie par l'acupuncture et la phytothérapie, il y a quinze jours.

Maintenant, je ne peux plus rien faire pour le prince, c'est pourquoi j'ai pris les jambes à mon cou. »

De fait, le lendemain, le prince Huan fut pris de violents maux de ventre et succomba dans la nuit. On courut chercher Bian Que, mais celui-ci était déjà parti vers d'autres cieux.

La souffrance et le bonheur commencent souvent par de petites choses et se développent selon les conditions de l'environnement énergétique de la nature et la prise de conscience individuelle.

Bian Que vécut cinq siècles avant J-C ; on le considère comme l'un des plus grands maîtres de la médecine traditionnelle. Il a laissé en héritage un célèbre traité sur le pouls radial et un autre sur la moxibustion.

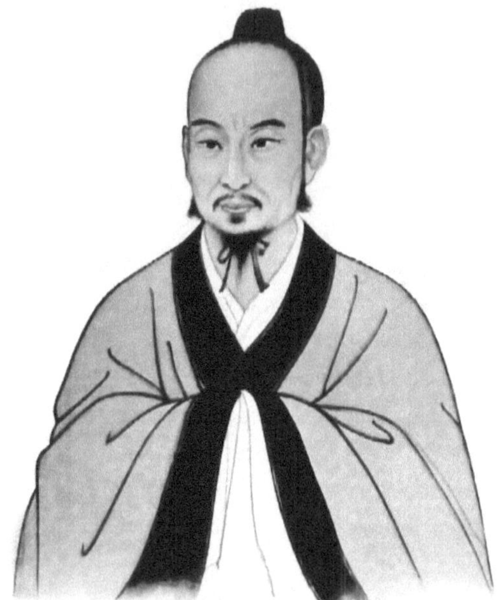

Bian Que

LA PLUME ET L'ÉPÉE

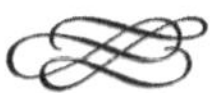

*L*es deux fils de la famille Zi avaient des goûts bien différents : l'un chérissait les arts et les lettres et l'autre l'escrime.

Le premier fils quitta sa famille pour tenir le rôle de tuteur du seigneur de la province de Qi.

L'autre fils fut embauché comme chef des gardes de la province de Chu.

Les salaires et émoluments des deux fils comblèrent les parents de joie, et les amis de ces deux frères Zi qui s'empressaient d'étaler leur richesse au grand jour.

Les voisins des Zi, les Ming, trouvaient la vie bien ingrate, leurs deux fils étaient désœuvrés et pauvres.

Les deux frères Ming s'en ouvrirent un jour aux deux jeunes comblés par la destinée :

« *Comment avez-vous fait pour vous distinguer de la sorte ?* »

Les Zi expliquèrent par le menu la manière dont ils avaient mené leur barque auprès des autorités.

Les deux frères Ming décidèrent alors de les imiter en tout point dans leur stratégie de vie.

Ils contactèrent derechef des potentats des provinces voisines.

Le premier frère se présenta devant le seigneur de la province de Qin et lui proposa de gérer son administration.

Il fut reçu par ces paroles effrayantes :

« Quelle audace de se présenter devant moi comme administrateur ! J'ai besoin de solides guerriers et de rien d'autre car les frontières sont dangereuses.

Pour punir ton impudence, je vais te soumettre à la torture afin de vérifier si tu ne viens pas m'espionner. »

Le fils Ming fut ainsi renvoyé chez lui dans un triste état.

Le second frère n'eu pas plus de chance : il se présenta devant les seigneurs de la province de Wei , vantant ses qualités martiales.

Le souverain le prit très mal :

« Mon royaume est aux abois et nous sommes dans l'incapacité d'entretenir une armée ; la diplomatie est notre seul recours.

Cependant, tu représente un danger pour nous !

Qui me prouve que tu ne vas aller t'enrôler chez un seigneur de guerre et nous combattre ensuite ?

Je vais donc te faire couper les deux mains afin de te neutraliser. »

Ainsi, le second frère rentra estropié a la maison familiale.

Furieux, les deux frères Ming allèrent aussi se plaindre des conseils de la famille Zi qui se défendit en ces termes :

« Tout est question de rythme et de temps !

Ce que vous avez appris hier peut n'être d'aucun secours aujourd'hui.

Il n'existe pas de loi absolue de succès.

Il faut savoir s'adapter selon les circonstances.

L'essence de la sagesse consiste à appréhender les opportunités de manière adéquate et spontanée selon les conseils du maître Laozi. »

Les deux frères Ming en convinrent et se résolurent à accepter leur destinée en l'état.

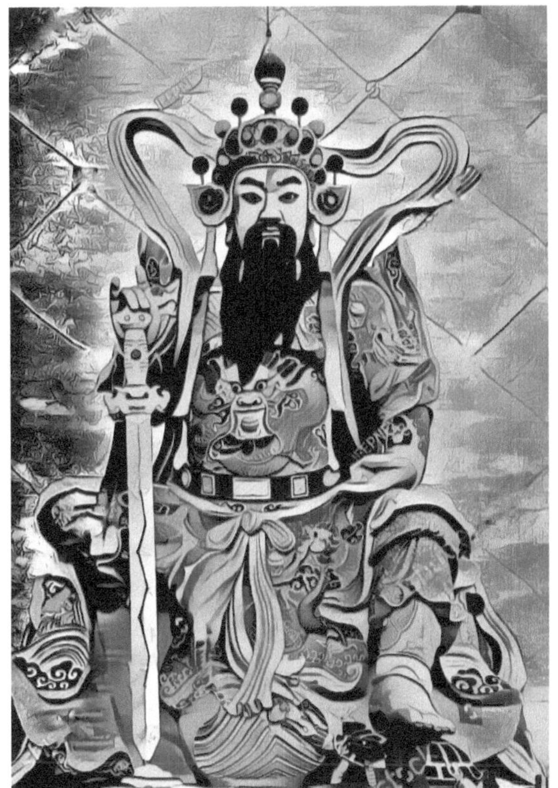

L'épée des 7 étoiles

RETOURNER À L'OUBLI

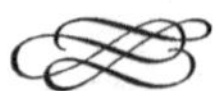

Arrivé à l'âge mur, Hua Zi souffrait de pertes de mémoire.

Le soir venu, il avait déjà oublié ce qu'il avait fait dans la journée, et en chemin il sortait de sa route, perdu dans ses pensées !

Cette attitude plongeait sa famille dans le désarroi.

Sa femme fit appel à un diseur de bonne aventure qui resta quoi.

Puis elle fit venir un guérisseur et enfin un médecin qui pratiqua l'acupuncture et la phytothérapie traditionnelle.

Aucun d'entre eux ne réussit à changer l'état de Hua Zi.

En désespoir de cause, elle se tourna vers un docte confucianiste qui considéra le problème avec optimisme et rigueur :

« Je vais modifier son comportement en travaillant sur son esprit, et je pense qu'il ira mieux. »

On ne sait pas vraiment ce que fit le confucianiste, mais Hua Zi fut guéri en une journée : il avait recouvré la mémoire !

Le soir même, il dormit paisiblement.

Le lendemain à l'aube, la maisonnée était en émoi car Hua Zi était entré dans une rage folle.

Il commença par sortir sa femme de la maison à coup de pied dans les fesses.

Ensuite il s'en prit à ses enfants qu'il battit copieusement.

Puis il pourchassa le confucianiste une hache à la main !

Un voisin l'attrapa avant qu'il ne commette l'irréparable et lui demanda ce qu'il lui arrivait. Il répondit :

« Lorsque j'avais perdu la mémoire mes pensées étaient libres et claires comme l'eau du torrent.

J'étais inconscient de l'existence et de la non-existence.

Maintenant que j'ai retrouvé la conscience des choses, de la perte et du gain, des soucis et des joies, des amitiés et des répulsions.

Bref, je suis plongé dans la confusion la plus totale. Je regrette le passé et je m'inquiète pour l'avenir.

Comment puis-je retourner à l'oubli ? »

Dans cette histoire, Lie Zi souligne les difficultés de l'existence et de l'attachement aux choses mondaines. Il en profite pour égratigner au passage les confucianistes et leur docte morale sociale.

Il est encore beaucoup d'intellectuels en Chine qui professent qu'après tout il n'existe pas beaucoup de différence entre la philosophie de Confucius (Gong Zi) et celle de Lao Zi. Ce point de vue n'est certes pas celui des taoïstes.

L'ÉTERNEL PRINTEMPS RENCONTRE
LE TERRIBLE GENGIS KAHN

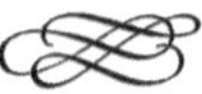

Chang Chun était un disciple taoïste appliqué, mais lorsqu'il entra dans sa vingtième année, son maître trépassa. Le jeune adepte décida d'effectuer un pèlerinage vers les monts Zhongnan, près de Xian, haut lieu sacré de l'ancienne religion. Son maître, « Wang le fou » y avait longuement médité dans une excavation de trois mètres sous terre.

Malheureusement, l'hiver perdurait., Chang Chun s'installa tant bien que mal dans le vieil ermitage désert et glacial.

Pendant cinq jours et cinq nuits la neige tomba sans rémission. Autour, tout était blanc et silencieux, aucune trace d'animaux sur la neige. Sans nourriture et sans chauffage, Chang Chun sentait l'engourdissement le gagner. Il entra dans une sorte d'état second, entre la profonde quiétude et l'agonie due au froid et à la faim.

Soudain, comme au fond d'une caverne, il entendit une voix résonner au cœur du silence. Il ouvrit péniblement les yeux et vit un vieil homme qui lui présentait un panier remplit de nourriture parfumée.

L'ermite qui était en fait un Immortel de la Montagne le sauva et l'initia aux arcanes du Tao. Ensuite il fonda l'école syncrétique de la Porte du Dragon (Longmenpai). Il fut ensuite initié sous le nom de Chang Chun, "éternel printemps".

En 1166, il rencontra le maître taoïste Wang Zhi dont il devint le dernier disciple. Après dix années de retraite solitaire dans son ermitage des montagnes Longmen, il fut demandé à la cour des Jin.

L'époque était troublée, car les cruels Mongols sont aux portes de l'Empire du milieu. Le terrible Gengis khan s'apprêtait à lancer ses hordes de cavaliers à la conquête de la Chine. Ayant eu vent de l'excellente réputation du sage taoïste Chang Chun, il manda celui à son campement. Après une traversée périlleuse du désert, Chang Chun arriva enfin au quartier général de Gengis Khan en 1222.

Les Mongols étaient connus pour leur grande ouverture et tolérance religieuse, mais aussi pour leur âpreté et leur cruauté au combat. Le grand Khan accueillit Chang Chun par ces mots :

« Bienvenue à toi Chang Chun ! J'espère que tu m'apportes un élixir d'immortalité comme vous autres, les taoïstes en avaient le secret ! »

Chang Chun ne lui laissa guère d'illusions :

« Grand Khan, je fabrique des potions qui peuvent prolonger et maintenir la vie, mais pas au-delà des limites fixées par le destin. »

Gengis Khan apprécia la franchise de cette réponse et demanda à Chang Chun de rester quelque semaine pour lui enseigner les rudiments de la philosophie du Tao.

Le moine lui expliqua le principe Yin/Yang, le jeu cosmique des cinq éléments, les principes du Ciel Antérieur et les applications du Ciel Postérieur. Cette connaissance impressionna le grand Khan qui s'empressa de nommer Chang Chun « chef suprême des religieux de la Chine » et ceci avant même d'avoir conquis le pays !

Mine de rien Chang Chun avait influencé le cruel chef de guerre. Il lui avait vanté les mérites de la compassion, de l'harmonie, de la liberté…

Ainsi Gengis Khan commençait à éprouver de ka sympathie

pour le peuple Chinois. À la fin de l'hiver, Chang Chun lui asséna le coup de grâce :

« Grand Khan, tu fais d'une intelligence remarquable ! Tu dois avoir maintenant tiré toi-même la conclusion que l'on ne gouverne pas un pays par la terreur et la guerre, mais par l'harmonie entre les êtres. Ensuite, il le renvoya dans l'Empire du milieu au printemps suivant. »

L'accueil de la Chine fut triomphal, Chang Chun avait évité un bain de sang, cependant les Mongols envahirent la Chine du Nord *pacifiquement* et Gengis Khan dressa de nombreuses stèles de pierre à la gloire de Chang Chun. Le taoïsme devint, pour l'une rare fois de son histoire la religion principale de la Chine.

Les bonnes choses peuvent parfois prendre une tournure défavorable, comme le répète inlassablement le Yi Jing, le sommet est souvent le début de la chute. Certains taoïstes, imbus de leur pouvoir profitèrent de l'occasion pour s'approprier des monastères bouddhistes.

Ainsi, la roue du destin tourna et la chance tourna. Le successeur de Gengis Khan, Kubilai, se convertit au bouddhisme lamaïste et interdit la quasi-totalité des écrits taoïstes qu'il fit brûler en 1281, lors de la grande proscription.

Maître Chang Chun («printemps éternel»), taoïste de l'école Quanzhen se retira dans les montagnes de Longmen (Shanxi), d'où la coutume d'appeler l'école Quanzhen, après Maître Chang Chun, secte de Longmen (Longmenpai). En 1188, il est appelé à la cour des Jin (1115-1234).

En Asie centrale, les Mongols établissent leur hégémonie et s'apprêtent à envahir la Chine. Gengis khan (1155-1227) envoie, en 1219, une délégation spéciale pour inviter le Maître à venir le rejoindre. Le voyage du Maître jusqu'aux confins de l'Inde et la fin de sa vie en Chine sont décrits dans un ouvrage intitulé : *La Pérégrination en Occident du sage Chang Chun.*

LA MALADIE DE LA SAGESSE

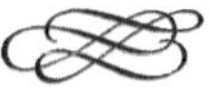

ung Zu vint en consultation auprès du grand thérapeute Wen Qi :

« *Maître Wen Qi, votre pratique de la médecine est profonde, pouvez-vous me guérir ?* »

« *Décrivez-moi vos symptômes pendant que je prends vos pouls – répondit Wen Qi.* »

« *Je suis indifférent aux critiques ou aux flatteries de mes concitoyens.*

Je ne m'émeus pas quand je gagne des honneurs ou des émoluments, pas plus que je ne m'inquiète quand je perds des sommes considérables, frôlant la pauvreté.

Pour moi tous mes semblables sont des cochons à peine humains. Je précise que je me perçois moi-même comme tel.

Quand je rentre chez moi, je me sens étranger, et quand je voyage, je suis partout comme chez moi. Avec un tel comportement j'ai du mal à assumer ma place dans la société et dans ma propre famille.

Quel mal est-ce donc, Docteur ? »

Wen Qi cessa aussitôt de prendre les pouls et plaça Lung Zu entre lui et la lumière du soleil.

Il se mit à scruter son patient avec une réelle intensité avant de s'exclamer :

« Ah je vois !

Votre coeur est complètement vide !

Vous êtes quasiment un sage !

Les six ouvertures subtiles de votre cœur sont ouvertes et seule la septième est fermée.

C'est pourquoi vous vous percevez comme malade.

Mais je ne puis rien contre la maladie de la sagesse. »

LU DONGBIN, L'IMMORTEL À L'ÉPÉE MAGIQUE

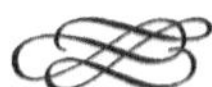

Au quatorzième jour de la quatrième lune de la quatorzième année du grand cycle (798 après J-C) naquit un enfant qui présentait les signes favorables d'une naissance exceptionnelle. A la fin de sa grossesse, un soir, sa mère avait humé une odeur suave et éthérée, elle avait entendu une musique douce et étrange, puis une grue blanche était venue se poser sur le bord de son lit. L'enfant naquit le soir même.

Selon l'art taoïste de l'étude de la morphologie, le nouveau né présentait des caractéristiques admirables que les anciens maîtres reliaient symboliquement aux animaux mythologiques : le crane de la grue, les membres du tigre, le visage du dragon, les yeux du phénix...

On le nomma Lu Dongbin et on le présenta au bout de claques jours à l'ermite Ma, doué de pouvoirs de voyance exceptionnels :

« Ce nouveau né n'est pas un être ordinaire, il n'appartient pas à notre monde. Un jour, il rencontrera l'immortel Zhongli Quan dans les montagnes. Alors, il réalisera la voie du Tao. Dans sa vie précédente il était le grand sage Tonghua qui lui-même donna les clés de réalisation à Zhongli Quan. »

Dans la province de Shanxi, la famille Lu jouissait du respect de la population : son grand-père avait officié, à la cour de l'empereur, comme ministre des cérémonies et son père était préfet.

Le jeune Lu bénéficiât ainsi de la meilleure éducation.

Ses maîtres étaient ravis de ses progrès : il pouvait mémoriser des milliers d'idéogrammes et il s'exprimait dans un langage à la fois clair et précieux.

Chaque jour, il se présentait à la cour vêtu de la robe jaune des taoïstes, un turban enroulé autour du crane.

L'âge adulte approchant, il se présenta trois fois à l'examen des lettrés, et il échoua trois fois !

Désespéré par ces médiocres résultats, il s'adonna à la boisson dans les tavernes des environs.

A l'âge de vint ans, malgré sa belle prestance et ses traits raffinés il n'avait toujours pas pris épouse.

Il lui arrivait, plus que de raison, de traîner dans les tavernes et les « maisons de fleurs » les plus mal famées de la ville. Il buvait du vin de riz jusqu'à rouler sur le sol, ivre mort.

Les gardiens de la taverne devaient chaque soir le sortir manu militari de l'établissement.

C'est lors de l'une de ces soirées de beuverie qu'il rencontra l'immortel Zhongli Quan. Ce dernier le regarda longuement puis l'aborda en ces termes :

« Jeune homme, plutôt que d'essayer d'abréger ta vie avec le vin pourquoi ne tentes-tu pas de la prolonger par le Tao ? »

Pari tenu, de toutes les façons, Lu n'avait plus rien à perdre !

Il suivit Zhong Li Chuan dans son ermitage situé à flanc de montagne.

Il se livra corps et âme à l'entraînement des taoïstes : exercices, respirations, méditation, calligraphie, étude des rythmes naturels...

Il pratiqua de tout son cœur la célèbre méditation dite de

l'orbite microcosmique et transmuta son énergie sexuelle en nectar d'immortalité. Son maître lui donna alors le nom de Lu Dong Bin. Zhongli Quan, l'immortel professeur de Lu Dongbin, a également été honoré, recevant le titre de Zhengyang zhenren : le plus ancien des *Huit Immortels* est généralement dépeint comme un grand homme majestueux avec un ventre rond .

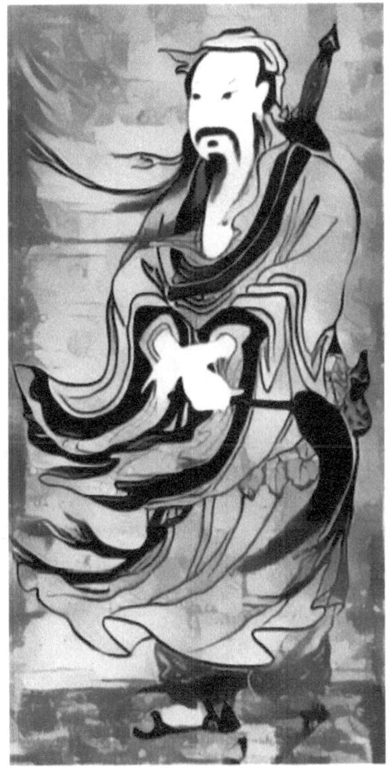

Maître Lu

DIX ÉPREUVES POUR UN IMMORTEL

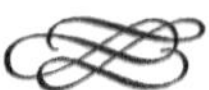

Il dut ensuite se soumettre à une retraite sur le mont Lu il entra en relation avec l'immortel *Dragon de Feu* qui l'initia et lui offrit une épée invisible qui servait surtout à repousser les énergies négatives. Il excellait dans toutes les disciplines et commerçait à monter des signes extraordinaires. Par exemple, il pouvait se rendre invisible ou bien apparaître simultanément en plusieurs endroits. Malgré tous ces pouvoirs, Lu Dongbin avait gardé le goût du pouvoir et des honneurs. C'est pourquoi il se présenta de nouveaux aux examens officiels. Il échoua de nouveau, à l'âge de soixante-quatre ans !

Il continua donc a voyager et à fréquenter les lieux reculés de la Chine sous le règne de Tang Wuzong. Lors de ses pérégrinations, il rencontra un étrange taoïste vêtu de blanc et coiffé d'un bonnet noir. Ils échangèrent quelques poèmes et le taoïste se présenta en, ces mots :

« *Je suis Yunfang le taoïste, ma demeure est perchée sur le Pic de la Grue, veut tu suivre là-haut ?* »

Lu refusa et se retira dans sa chambre pour se reposer. Un rêve étrange vint cependant perturber son sommeil : il se voyait enfin reçu avec tous les honneurs a son examen. Il fondait une famille, recevait des émoluments conséquents, un poste de ministre lui était proposé. Puis, dans son rêve, tout se brisa. Il se vit jugé et condamné pour avoir commis une faute contre son empereur. Déchu, il vu exilé et séparé de sa famille et de ses biens. Il se réveilla en pleine nuit en sanglotant.

Le lendemain matin, lorsqu'il se présenta pour le thé de matin, Yunfang était déjà installé et le regardait d'un air entendu. Le taoïste a la robe planche lui tint ce bref discours :

« Un songe peut nous emmener vers des contrées mystérieuses ! On voit parfois défiler toute une vie en quelques instants. Les hauts et les bas se succèdent, d'un coté l'on gagne, de l'autre l'on gagne. Les grandes joies sont toujours suivies de grandes afflictions. »

Lu Dongbin, impressionné par ces propos médita sur les moyens de dépasser ce monde ordinaire ou l'instabilité est reine. Il prit donc la décision de suivre Yunfang dans sa retraite pour enfin connaître le cœur du Tao. Dix épreuves initiatiques l'attendaient :

La première fut de trouver ses parents décédés à son retour, claques jours plus tard, ils ressuscitèrent. Dongbin resta de marbre devant ces événements et ne manifesta ni joie, ni chagrin.

La seconde concerna les livres anciens qu'il vendit au bouquiniste.

Le commerçant lui dit qu'il lui donnerait dix sapèques d'or pour ses ouvrages, mais au moment de la transaction, Lu n'en reçu que cinq ! Au lieu de s'emporter, il accepta les pièces et retourna chez lui sans connaître de ressentiment.

La troisième se déroula au moment du Nouvel An lunaire.

Ce jour là, tout bon citoyen se doit de réaliser un acte de charité. Il donna donc quelques pièces à un mendiant itinérant. Ce dernier regard les sapèques avec dédain et se mit a insulter copieusement le pauvre Lu qui se confondit en excuses et s'éclipsa discrètement.

Pour la quatrième épreuve, Lu montra son courage en s'interposant entre un tigre affamé et un troupeau de moutons. On ne sait trop pourquoi, mais le tigre s'enfuit devant la détermination de Lu.

La cinquième épreuve fut la plus croustillante : Une jeune femme ravissante se présenta a son domicile, la nuit tombée, réclament l'hospitalité au nom d'un ami commun.

Elle expliqua qu'elle s'était mariée depuis peu et qu'elle effectuait un long périple pour rendre visite a ses parents. Lu lui offrit l'hospitalité de bonne grâce, mais se trouva fort étonné de l'attitude aguicheuse de la jeune mariée !

Il tint cependant bon et ne répondit pas à l'appel des sirènes de l'amour. Au bout de trois jours elle quitta le domicile de Lu, dépitée.

Quelques semaines plus tard, il traversa la sixième épreuve. Son domicile fut visité par des pillards et dévasté. Tous ses biens et réserves avaient disparus.

Sereinement, il se mit à cultiver un petit lopin de terre tour assurer sa subsistance. Alors qu'il retournait la terre, il sentit un objet dur et métallique sous pioche.

Grand fut sa surprise lorsqu'il découvrit un véritable trésor d pièces et de lingots d'or. Indifférent aux richesses mondaines, il les laissa sans même les palper et les recouvrit de terre.

La septième épreuve montra sa grande probité. Il acheta quelques ustensiles en cuivre a un marchand ambulant.

Le soir, en examinant les objets, il s'aperçut qu'iles tant faits d'or ciselé et non de cuivre.

Dans la nuit, il partit à la recherche de la tente du marchand pour lui rendre les couverts.

La huitième épreuve prit la forme d'un bateleur de foire. Celui-ci vendait un élixir magique : il donnait la mort instantanée, mais permettait d'atteindre le Tao ultime dans la vie suivante. Évidemment, au bout d'une semaine personne n'avait acheté de bouteille au vieux charlatan. Par pitié pour le vieil homme, Lu acheta une bouteille et la but sur le champ. Il ne lui arriva rien.

Pour sa neuvième épreuve, Lu se montra se montra impavide devant le danger. Alors qu'il traversait un fleuve en compagnie d'autres passager sure une gabare, le temps se gâta soudainement. Un typhon se levait, et le bateau se mit à trembler de toutes parts sous les vagues belliqueuses. Les passagers hurlaient de panique et s'agitaient en tout sens.

Lu resta impassible, assis placidement sur son banc.

La dernière épreuve fut la plus terrible.

Alors qu'il étudiait, chez lui à la lueur de la chandelle, la porte s'ouvrit brusquement.

Des cris affreux résonnèrent dans l'escalier et vit apparaître plusieurs démons hideux sur la pas de sa porte. L'un d'eux s'avançait vers lui muni d'un bouclier et d'un sabre courbe.

Les autres le menaçait avec de longues lances. Lu resta impassible et ne montra aucune frayeur. Il regardait la scène aves amusement.

De nouveaux démons entrèrent dans la pièce, ils portaient un linceul et découvrirent le corps horriblement mutilé. L'un des serviteurs de la mort se tourna vers Lu et lui dit d'une voix rauque et métallique :

« Regarde ton œuvre Lu ! Dans ta vie précédente tu as torturé cet homme jusqu'à la mort. »

Lu n'hésita et se saisi de son épée et la plaça sur son cou.

Il dit aux démons :*« Puisque j'ai tué, je dois donner ma vie en retour. »*

Au moment ou Lu allait enfoncer la lame dans sa gorge un grondement sourd d empli la pièce. Une lumière jaillit du ciel tandis que les démons s'enfuirent en courant. Un vieil homme que Lu Dong Bin connaissait bien apparut au milieu du cercle : Yunfang, le taoïste itinérant.

« Tu as subit avec succès les dix épreuves. Tu as montré que tu étais engagé sur la voie du Tao. Mais auparavant, je vais t'enseigner l'art alchimique de fabriquer de l'or afin de sauver le monde des souffrances dues à la pauvreté. »

Lu lui répondit qu'il n'avait pas envie de duper l'humanité future dans trois mille ans. Car tous les taoïstes savent que l'or alchimique se transforment de nouveau en plomb à l'issue de cette période !

Yunfang fut enchanté de la réponse. Il emmena Lu Dong Bin aussitôt sur le Pic de la Grue afin de lui dévoiler le Grand Tao.

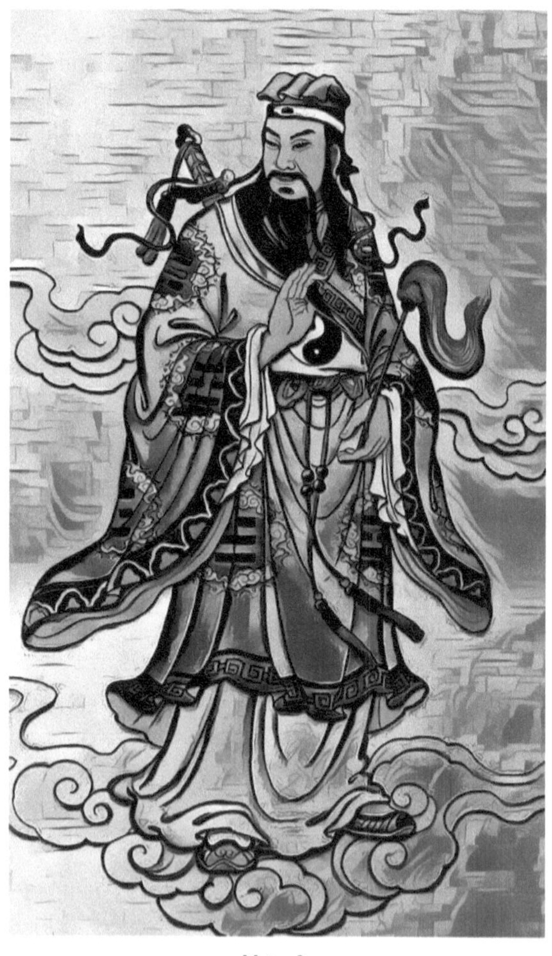

Maître Lu

LE CABARET DE LA GRUE JAUNE

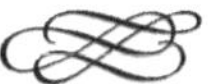

L'immortel Lu entama ses pérégrinations dans l'espoir de trouver un disciple de qualité auquel enseigner le Tao. Alors qu'il longeait le lac Dongting il repéra une taverne sympathique. Lu entra et commanda un verre d'un alcool local en dévisageant le tavernier d'une étrange façon. Lu sirota lentement sa boisson et partit tranquillement sans sortir une seule sapèque de sa poche.

Xin, le tavernier le laissa partir sans broncher.

Ce manège se répéta jour après jour pendant plusieurs mois. Lu venait consommer sereinement son breuvage et repartait sans bourse délier. Un jour, Lu s'adressa au tenancier pour la première fois en ces termes :

« J'ai contracté chez toi une dette de boisson tellement grande que je ne crains ne pouvoir jamais te la payer ! Mais je vais agir de telle manière que tu n'ai plus jamais de soucis d'argent. »

Lu s'installa prés du mur le plus en vue du cabaret et commença à y dessiner l'esquisse d'une grue à l'aide d'un morceau d'écorce de mandarine. Le dessin pris forme peu à peu et, bien que le trait soit pur et vif *il ne cassait pas trois pattes à un canard.* Satisfait, Lu se recula et contempla son ouvre n s'exclamant :

« *Il te suffira de proposer à tes clients de chanter et la grue se mettra aussitôt à danser ! Tu seras remboursé rapidement !* ».

Xin lui offrit un dernier verre et Lu repris son chemin.

Et, de fait, dans les mois qui suivirent, le cabaret ne désempli pas.

On venait de loin pour assister à un spectacle extraordinaire : dès qu'un client chantait, la grue se détachait du mur et exécutait un gracieux balais dans les airs. La chanson finie, la grue venait se plaquer de nouveau sur le mur. L'aubergiste ne savait plus où donner de la tête et sa fortune grandissait rapidement.

Un matin, Lu Dongbin revint sur les bords du lac et s'attabla a l'auberge. Xin l'aubergiste pris d'un grand émoi se prosterna devint l'immortel. Avant de lui offrir le verre de l'amitié.

« *Tes affaires semblent florissantes aubergiste ?* » Ironisa Lu.

« *Ne m'en parle pas, ma fortune dépasse largement mes besoins.* » Lui répondit Xin.

Lu s'approcha alors du dessin mural et traça trois fois un sceau magique devant le dessin de la grue. Celle-ci se détacha de la cloison et vint se poser juste devant Lu qui l'enfourcha et s'éleva dans les airs au milieu d'une nuée d'oiseaux tous plus merveilleux les uns que les autres.

Devant ce spectacle inouï, Xin resta subjugué. Le lendemain, il fit construire un pavillon à la gloire de Lu : le pavillon de la grue jaune, sur les murs duquel on pouvait lire ces trios strophes :

> « Chevauchant une grue jaune, il s'envola dans les
>   nuées,
> Depuis mille longues années l'oiseau a disparu des
>   cieux,
> Le Ciel ne peut qu'exprimer sa tristesse sans
>   limite. »

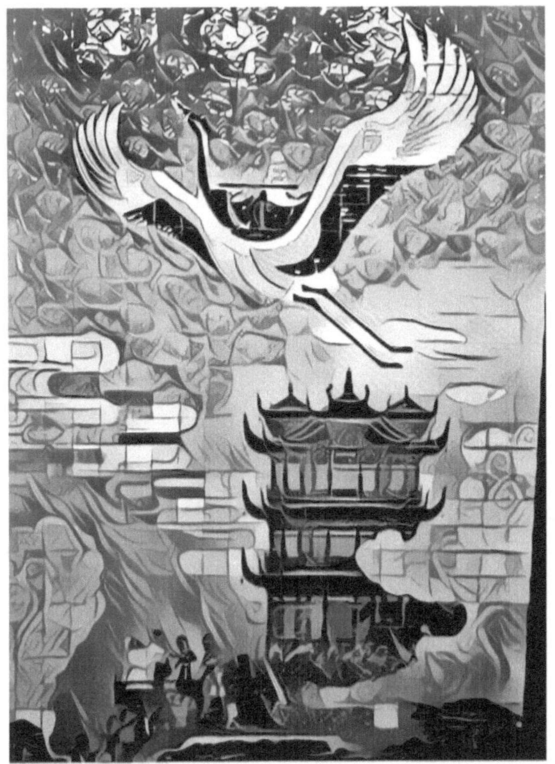

La Grue Jaune

LES ÂMES VOYAGEUSES

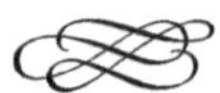

Depuis les temps les plus anciens, Laojun, le Très-haut apparaissait régulièrement aux adeptes les plus purs.

Parfois aussi, il s'incarna pour mieux diffuser ses précieux enseignements dont ceux de Laozi.

On raconte que lorsque ce dernier parti vers l'ouest, des rayons de lumière des cinq couleurs émanèrent du Palais céleste de *l'étoile pourpre*, l'étoile polaire.

En ces temps reculés, Laojun et son disciple Wanqiu conversaient sur les cimes du mont Hua. Laojun perçut alors comme un souffle étrange pénétrer dans son palais.

Il s'exclama :« *Perçois-tu ce souffle pur ! Il annonce la venue d'un être d'exception. J'ai lu sur les registres des immortels qu'un certain Li Tieguai voulait suivre la voie du grand Tao.* ».

Laojun envoya deux disciples accueillir Li. Ils le trouvèrent à flan de montagne et le reconnurent à son habit magique fait de plumes d'oiseau.

« *Êtes-vous bien maître Li ? Demandèrent les deux jeunes disciples.*

Comment diable connaissaient-vous mon nom ? répondit Li Tieguai.

Laojun, le Très haut, nous a demandé de vous accompagner auprès de lui. »

Li se réjouit de pouvoir rencontre le seigneur Laojun. Il suivit les deux disciples jusqu'au sommet de la montagne. Il trouva là un être rayonnant de vitalité, à la peau délicate et diaphane, entourée d'une aura d'étoiles subtiles. Laojun lui donna enseignement profond :

« L'essence du Tao est profonde et mystérieuse. Si tu place ta conscience dans la quiétude, si tu garde ta vitalité, si tu reste pur et si tu évite les préoccupations affairistes, tu obtiendras la vie éternelle. Ton nom est déjà inscrit sur les tablettes de jade. »

Li Teguai s'en alla la joie au cœur, il entreprit une retraite solitaire afin d'appliquer les principes de la voie du Tao. Il fit d'énormes progrès et pu bientôt réaliser le voyage Yin.

Cette haute réalisation permet à l'adepte de se déplacer librement dans l'espace et d'apparaître à volonté dans différents lieux éloignés. Li fut bientôt entouré d'une cour de disciples émerveillés de ses capacités.

De retour des terres des immortels, il n'eut d'autre choix que de s'incarner dans le corps d'un mendiant boiteux récemment décédé. Pour le consoler, le maître Laozi lui offrit une canne de fer.

Li Teguai a l'apparence d'un mendiant boiteux, laid, hirsute et dépenaillé, il s'appuie sur une canne et tient une gourde magique, symbole d'immortalité, pleine d'élixir de longue vie.

On dit qu'il ressuscita la mère de son disciple grâce à cet elixir magique.

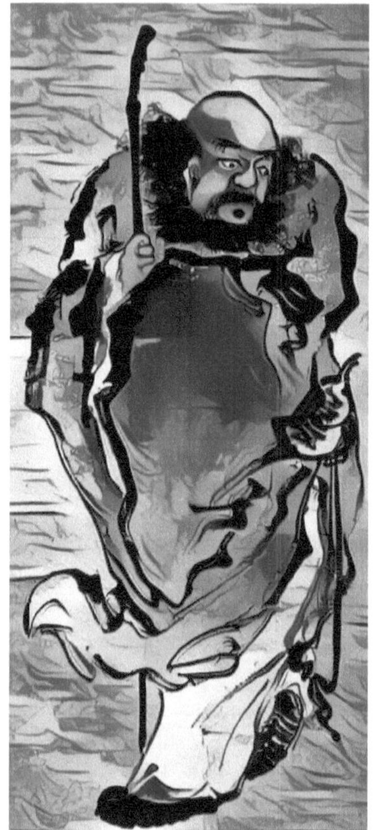

Li le mendiant

DEUX CONCUBINES ET UN CERF SAUVAGE

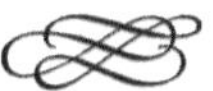

À l'âge de cinq ans, Zhang Boduan était toujours incapable de prononcer une seule syllabe.

Ses parents le présentèrent à une vieille dame étrange toute habillée de vert. Cette étrange dame le pris dans ses bras et lui donna le sein.

Peu de temps après cette rencontre Chen Tuan se mit à parler. Il devint plus tard un élève brillant.

Zhang Boduan atteint un haut degré de réalisation intellectuel, mais cela ne le satisfait pas, ainsi un beau jour, il décida de prendre la route du mont Taishan afin de rencontrer des immortels taoïstes.

Il vendit tous ses biens et se mit a parcourir l'empire du milieu à la recherche de la vérité suprême.

Sa pérégrination a travers la Chine le rendit célèbre à un tel point que l'empereur Mingzong le manda à la cour. Soucieux de s'accorder les faveurs et conseils du taoïste errant, l'empereur lui offrit comme concubines deux jeunes filles des meilleures familles de l'empire.

Zhang Boduan fut touché de l'attention mais refusa poliment ce cadeau royal par ces mots :

« Ces jeunes filles ont la peau semblable a neige,

Je remercie sa gracieuse Majesté de ce cadeau que je ne puis accepter,

Je ne suis qu'un ermite et un vagabond,

Les choses matérielles ne me font pas rêver et ne suscitent en moi aucun désir,

Pourquoi ferais-je faire chuter ces ravissantes créatures célestes vers la terre ?

Je suis semblable à un cerf qui préfère la liberté dans la nature. »

Il quitta le palais subrepticement en laissant ce poème et se retira dans les montagnes des Cinq Pics (Les célèbres monts Wudang) ou il dédia sa vie au développement de l'énergie pure.

Zhang Boduan (983-1081), est un taoïste des Song du Nord considéré comme le fondateur de l'École *Neidan* (alchimie interne) du Sud dont il est l'un des cinq patriarches.

Comme les autres taoïstes célèbres de son temps, il promeut l'alchimie et l'union de l'esprit des *Trois Enseignements*.

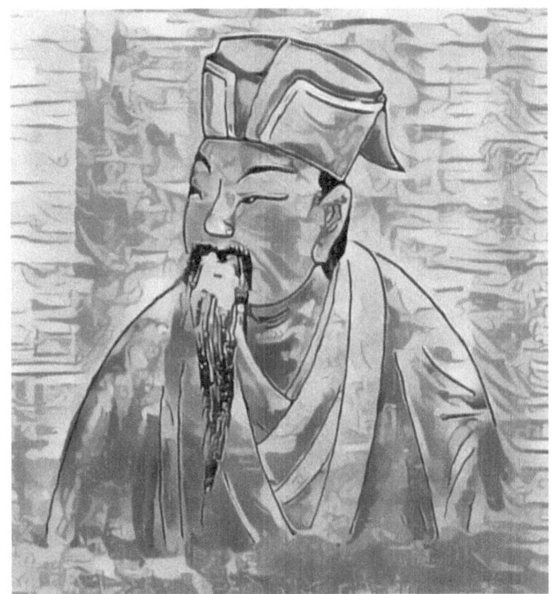

Zhang Boduan

LA MYSTÉRIEUSE DAME ZHANG

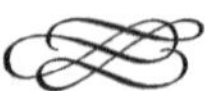

Il y a bien longtemps, le jeune Wu, un employé du comté de Zhuji s'enfuit dans les montagnes avoisinantes pour éviter d'être réquisitionné pour les tâches exténuantes que le nouveau gouverneur ne cessait de lui confier. Il se laissa griser par la beauté du paysage et gravit les flancs de la montagne.

A midi, il s'assit sous un pin odorant et s'assoupit.

Quand il se réveilla, le crépuscule teintait déjà l'horizon d'une lueur rougeâtre. Il se dressa et pressa le pas pour atteindre avant la nuit tombée. Le sentier devenait à peine distinct, on était entre chien et loup. Au détour du chemin, il entendit le clapotis d'un torrent de montagne, et dans la pénombre il distingua une ombre.

Il s'approcha et découvrit une ravissante jeune femme parée d'habits resplendissants et bigarrés.

« *Quel est votre nom belle dame ?* » s'enquit Wu visiblement ému.

« *Je suis dame Zhang et je vis en retraite dans ces hauteurs. Il n'y pas âme qui qui vive dans ces forêts, sauf une vieille dame, ma voisine.*

Voulez-vous venir prendre le thé et vous reposer dans ma demeure ? La nuit tombe, vous pourriez vous reposer et partir demain matin. »

Wu ne put dissimuler sa joie, il suivit avec empressement dame Zhang à travers le labyrinthe des chemins de traverse.

Les beaux habits de la jeune femme ondulaient dans le vent, elle marchait à vive allure malgré la pente. Par moment, elle semblait flotter au-dessus du sol, aucune trace de fatigue n'affectait son visage fin et diaphane.

Wu s'époumonait, au moment ou il se demandait s'il pourrait suivre ce rythme effréné, la silhouette d'une masure apparue au détour du chemin.

La bicoque était faite de bambous mal assemblés, elle ressemblait aux habitations des plus miséreuses de la contrée.

Il pénétra dans la cabane au moment ou la nuit commençait à envelopper les montagnes de son voile le plus sombre.

C'était en effet une nuit sans lune et dame Zhang s'empressa d'allumer une torche. Le repas fut excellent, le vin aussi, et Wu oublia la tristesse du lieu, s'extasiant devant la beauté singulière de cette jeune personne.

A la fin du repas dame Zhang se rapprocha et pris la main de Wu. Celui-ci senti la chaleur lui monter aux joues et il s'approcha pour l'embrasser.

A ce moment précis une voie féminine, autoritaire et rauque s'élcva, comme sortie de nulle part :

« Dame Zhang, Dame Zang, venez ! »

Les cheveux de Wu se dressèrent sur sa tête, il devint pale et ses yeux exprimaient une frayeur indicible.

« Ne craignez rien ! » s'esclaffa dame Zhang en riant, *ma vieille voisine m'appelle pour son coucher, je reviens dans un instant. »*

Dame Zhang s'éloigna dans a nuit d'encre, laissant le jeune Wu à peine rassuré.

Il attendit, sagement assis sur la natte misérable. Le vent soufflait avec vigueur dans les ramures des pins centenaires, les craquements des branches mortes et le bruissement des feuilles emplissaient l'atmosphère.

La torche usée s'éteignit et Wu senti un frisson glacé lui remonter le long du dos. Ses paupières devenaient lourdes et ses pensées confuses, il s'allongea et se laissa glisser dans un sommeil léger.

Le bruit de la porte de bambous réveilla à peine Wu, qui vit la fine silhouette de dame Zhang se rapprocher de lui. Il la laissa s'allonger à coté de lui, puis il se tourna vers elle et l'étreignit avec ardeur. Ils s'aimèrent passionnément toute la nuit.

A l'aube Wu se rappela ses obligations, la route était longue et il devait retourner en ville.

La séparation fut pénible car aucun des deux tourtereaux ne voulait formuler les adieux.

En guise de gage d'amour, Dame Zhang offrit à Wu une magnifique ceinture pourpre. Wu n'avait à lui que son mouchoir de soie. Ils se serrèrent l'un contre l'autre une dernière fois et Wu repris le chemin du retour.

Au détour du sentier, il entendit le bruit menaçant d'un grand torrent de montagne ; il avait dû pleuvoir dru pendant la nuit car le lit du torrent débordait et Zhang ne pouvait que faire marche arrière.

Il remonta vers la cabane de Zhang pour lui demander un autre itinéraire.

Il arriva en sueur sur le site de l'habitation, mais quelque chose le surpris : la cabane de bambou avait disparue. Il n'y avait là que des arbres, des forêts et des roches ! Il fouilla les alentours, soulevant chaque branche, se piquant dans les ronces.

Il aperçu enfin une grande pierre plate, érodée par le temps. Il s'approcha et découvrit avec effroi l'épitaphe gravée sur la roche usée :

CI-GIT DAME ZHANG

LA FOLLE CHEVAUCHÉE DES ESPRITS
RENARDS

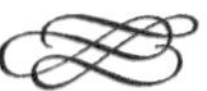

De son ermitage sur les monts Longning, le chef des gardes Kui pouvait contempler le temple taoïste du Dragon situé prés d'un éperon rocheux.

Autant les moines bénéficiaient d'un bon Feng Shui, autant l'endroit ou Kui résidait était sinistre et malsain.

La bâtisse de pierre était humide et installée sur le versant le plus sombre de la montagne. Des roches apparentes surgissaient çà et là comme une armée de masque hideux et agressifs.

Pire, on disait l'endroit hanté depuis des siècles !

Mais Kui était rationaliste et se moquait bien de ces superstitions, il avait acheté cette maison de pierre pour un *bol de riz* et l'avis de quelques paysans crédules le troubler. Il dut vite déchanter car dès les premiers jours d'occupation des lieux d'étranges phénomène se produisirent.

Quand la nuit tombait, en particulier à la lune noire, une cohorte de petits êtres apparaissait dans la cour intérieure de la demeure. Des gnomes et des esprits renards prenaient possession des lieux, vers minuit et organisaient une fête fantasmagorique.

Ils couraient dans toutes les directions en hurlant. Ce tintamarre réveillait les domestiques, maître Xue lui-même ne pouvait trouver le sommeil.

Le matin le calme régnait à nouveau, mais les cernes du chef des gardes ne pouvaient cacher de souligner son désarroi.

N'y tenant plus, secrètement, Kui retourna en ville consulter un magicien.

Celui-ci pris l'affaire très au sérieux et lui conseilla d'acheter trois gros chiens Chow-chow afin d'expulser les esprits-renards car dit-il :

« Les esprits –renard sont d'étranges créatures, en fait, ce sont des âmes désincarnées qui les habitent. Ces fantômes vivent presque un millénaire en attendant leur libération. Leur frustration est grande à cause de leur état et elles jalousent les êtres humains auquel elles jouent des tours souvent cruels.

Parfois, elles prennent l'apparence de vieillard ou de jeunes filles attirantes. Quoiqu'il en soit, il vaut mieux s'en tenir à distance car elles apportent rarement le bonheur dans une habitation.

Ces démons craignent les chiens, et particulièrement les chow-chow que l'on dresse à garder les temples ! »

Maître Kui revint dans son ermitage flanqué de trois gros Chow-chow qui impressionnèrent les gens de maison. Le soir même, Kui lâcha les trois chiens dans la cour et se posta en embuscade derrière une fenêtre.

La nuit était sombre, mais une petite clarté lunaire lui permettait d'observer la scène.

Les yeux écarquillés d'effroi il assista à un spectacle singulier : les trois esprits-renards grimpés sur le dos des chiens devenus dociles, chevauchaient à bride abattue en hurlant tout le long de la cour !

Lorsque les premiers rayons de soleil annoncèrent l'aube, les trois chiens gisaient sur le sol.

Essoufflés, pitoyables et épuisés, ils n'avaient même plus la force de se restaurer ni de boire.

Kui compris une chose : il devait vendre cette bâtisse à n'importe quel prix et retourner dans un lieu doté d'un *Feng Shui* favorable !

Les anciennes traditions chamaniques de l'Asie Centrale, de la Chine et de la Sibérie considèrent le renard comme le seul animal capable de vivre mille ans !

On raconte que cette longévité exceptionnelle serait due à une respiration spécifique qu'ils accomplissent face à la lune.

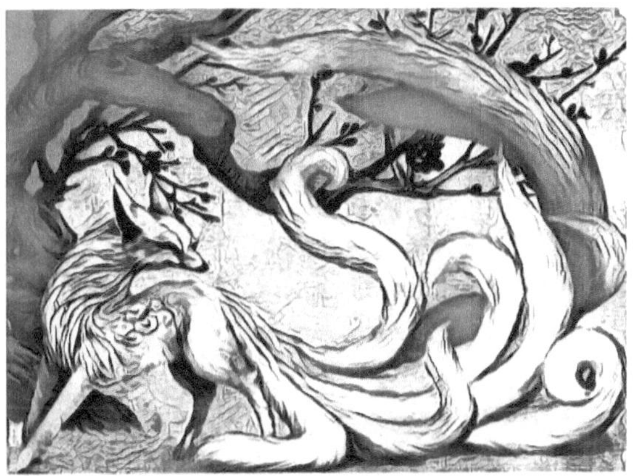

Les esprits renards

LE MARCHAND DE SEL ET L'ESPRIT-RENARD

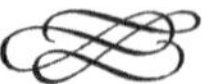

Il y longtemps, vivait dans le Sud de la vaste Chine un colporteur de sel très pauvre.

Un jour, semblable aux autres, il laissa sa maison de bon matin chargé d'un lourd sac plein de sel sur son dos.

Il voyagea d'un village à un autre, apportant le sel aux habitants.

Après sa dernière visite à un village éloigné, il prit le chemin du retour, épuisé par sa journée de labeur sous le soleil. Il traînait quasiment ses pieds de fatigue et peinait sur le chemin. Le jour s'estompais, laissant place au crépuscule et à la période que l'on nomme : entre chien et loup.

Il senti qu'il était encore trop loin de sa maison et que la nuit allait le surprendre. Il chercha donc un abri pour la nuit sur les flancs de cette montagne aux formes hostiles qu'il connaissait mal. Il repéra un rocher qui pourrait lui servir d'abri par sa forme creuse.

En s'approchant il aperçu la tache sombre dans la chambre qui semblait correspondre à l'entrée d'une grotte. Celle-ci semblait assez grande pour qu'il puisse s'y glisser et y passer la nuit. Il allait s'endormir, saoulé de fatigue lorsqu'il entendu un bruit étrange.

Il dressa l'oreille et il se peut que ses cheveux se dressèrent aussi sur sa tête. Le bruit ressemblait à une voix humaine et la voix était peut-être celle d'une femme. Cette constatation le rassura un peu.

Il chercha cependant la confirmation de son hypothèse dans l'obscurité. Rien ne bougeait. Au bout de quelques minutes, le silence régnait de nouveau et le sommeil l'appelait. Il s'allongea et se prépara a s'endormir malgré tout. Il retourna vers son rocher.

Lorsqu'ils 'approcha il aperçu avec effroi une ombre se dessiner sur le sommet de la roche : celle d'un grand renard blanchâtre dont la fourrure se détachait dans la nuit sombre.

Il se cacha derrière car il semblait que le renard ne l'avait pas repéré. Il n'était pas au bout de ses surprises car il aperçut derrière le renard une vieille femme qui semblait s'amuser avec la bête comme avec un chien. De temps en temps, elle s'adressait au renard et lui demandait de rapporter quelque chose.

Le plus surprenant est que le renard lui obéissait. Tremblant de peur, le marchand de sel s'approcha et s'aperçu avec horreur quel le renard s'incarnait dans la vieille femme et reprenait son aspect animal quelques instants plus tard.

Puis la forme se matérialisa : le renard disparu, il ne restait plus que la silhouette d'une vieille femme qui balbutiait :

« En retard, je suis retard ! Ils ne vont pas m'attendre ! Vite ! Il faut faire vite ! ».

Elle se mit alors à dévaler les flancs de la montagne. Le marchand de sel, malgré sa peur la suivit discrètement sans se faire repérer.

Elle arriva enfin dans un village à peine éclairé de quelques lanternes et elle frappa à l'auberge. On lui ouvrit avec précipitation. Le marchand de sel attendit quelques minutes puis lui aussi frappa a la porte de l'auberge et demanda le gîte. On lui proposa une chambre qui jouxtait celle de la vieille femme qu'il entr'aperçu dans l'encoignure de la porte.

Dans l'intimité de sa chambre, il posa l'oreille et guetta le moindre bruit provenant de la chambre voisine. Il ne fut pas déçu.

Cela commença par une suite de coups de gongs suivis de psalmodies lugubres. Au fond de lui même il se doutait que l'esprit-renard avait revêtu apparence humaine pour provoquer quelque malédiction.

Il fallait qu'il fasse quelque chose pour empêcher le mal de s'étendre. Il s'approcha de la porte de la vieille sorcière et l'entrouvrit discrètement.

Il l'aperçu, de dos. Elle continuait de psalmodier son chant lugubre. Mais cette fois il arrivait à distinguer les paroles :

« Mourez, mourrez tous et rejoignez les démons...Mourrez tous... »

Le marchand savait ce qu'il en coûtait de commettre un crime, il savait aussi qu'il risquait une mauvaise réincarnation dans le futur.

Mais il devait sauver des vies, c'est pourquoi il n'hésita pas. Il saisi un grand marteau de bois qui traînait dans le couloir. Il ouvrit brusquement la porte et frappa la vieille femme jusqu'à ce qu'elle écroule le crâne fracassé.

Toute la maisonnée était en émoi et tous regardez ahuris, le colporteur de sel immobile avec son marteau dans la main.

La vieille femme n'était pas morte, elle agonisait en poussant les hurlements d'un loup. Puis bientôt son corps humain disparu pour laisser place au cadavre d'un renard blanc couvert de sang.

Le lendemain matin, le propriétaire de l'auberge était sur pied. Il avait connu des semaines de longue maladie et il revenait de loin. Car la vieille femme renard couchait dans l'auberge chaque soir.

Dans ce conte cruel le renard opalescent est le symbole du monde de l'astral et des fantômes (*Gui*).

Il représente la persistance de la l'âme animale après la mort (l*Pro*) qui, si elle n'est pas libérée erre à la recherche d'un peu de vitalité au détriment des êtres vivants ordinaires.

Le matin suivant, le vieux maître s'est remis aussi soudainement qu'il était tombé malade.

Le colporteur de sel fut richement récompensé par le maître et de ce jour sur il a vécu heureusement sans devoir colporter du sel plus longtemps.

PARTIE D'ÉCHEC AVEC DES IMMORTELS

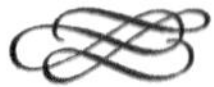

Wang était un vrai passionné d'échecs, il passait ses journées à jouer avec ses amis et tester sans cesse de nouvelles stratégies. Mais il devait aussi travailler.

Un jour qu'il ramassait du bois de chauffage dans les montagnes, il se rendit dans la forêt. En fait il était tellement pris par ce maudit jeu qu'il ne cessait de concevoir des stratagèmes tout en, ramassant ses brindilles.

Le soir tombait et il n'avait aucune idée sur la direction qu'il devait emprunter.

Il commencer à désespérer lorsqu'il aperçu l'entrée d'une grotte. C'était l'en droit idéal pour se reposer et attendre le matin et le retour de la lumière diurne. Quelle ne fut pas sa surprise de découvrir que la grotte était habitée.

Deux jeunes garçons se tenaient dans la salle centrale et disputaient une partie d'échec, éclairés par une torche.

Wang s'approcha de la table de jeu et ne put s'empêcher d'admirer l'art étonnant des deux protagonistes. Ses yeux restèrent rivés sur l'échiquier, en un instant, il fut fasciné par la partie qui se déroulait devant. Il déposa sa hache prés d'un pin qui se dressait à l'entrée de la grotte.

Il s'assit et sans dire mot il contempla le déroulement de la joute ludique.

L'un des deux garçons remarqua la présence de Wang et lui offrit une datte rouge que Wang s'empressa de déguster. Le temps semblait être suspendu a cette partie ensorcelante. Le jeu se conclu par la victoire de l'un des garçons qui se tourna vers Wang et lui adressa ces mots :

« *Vous êtes là depuis trop longtemps, vous devriez rentrer chez vous.* »

Wang se leva, pris congé et retourna vers l'entrée de la grotte.

Quelque chose d'étrange était arrivé : le pin à l'entrée avait grandi et son tronc avait avalé la hache de Wang ; seul le manche pourri et desséché était encore visible !

Wang dévala les pentes de la montagne, courant à bride abattue vers son village. Il pressentait quelque chose de terrible et quand il distingua les contours son hameau, son cœur se mit à battre de plus en plus fort.

Tout avait changé : le village était devenu une grosse bourgade, ses parents et amis avaient tous disparus...

Il réalisa qu'il venait de passer plusieurs dizaines d'années dans la montagne sans se rendre compte du temps qui filait !

WUWEI : NON-ACTION

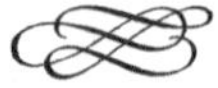

La substance la plus douce du monde
Traverse la plus dure.
Le sans-forme pénètre le sans-cavité,
C'est pourquoi je sais que les avantages de la non-
   action
Sont incomparables dans l'univers.
Lao Zi

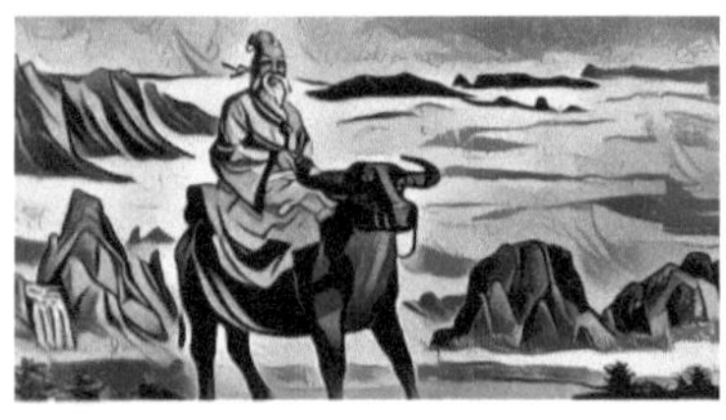

BIBLIOGRAPHIE

DOGEN Zenji

* *Instructions au cuisinier zen*, Le Promeneur, ISBN 2-07-073994-5

* *Shôbogenzô, Uji (être-temps)*, Encre marine, ISBN : 2-909422-24-0

* *Shôbogenzô* (Tomes 1, 2, 3), Windbell Publications, ISBN 0-9523002-1-4, 0-9523002-2-2 et 0-9523002-3-0 (Traduction anglaise de 72 des 95 essais de Dôgen)

NISHIJIMA Godo et Chodo CROSS

* *Master Dogen's Shôbogenzô* (Tomes 1, 2, 3), Windbell Publications, ISBN 0-9523002-1-4, 0-9523002-2-2 et 0-9523002-3-0 (Traduction anglaise de 72 des 95 essais de Dôgen)

SHIBATA Masumi

* *Les maîtres Zen au Japon*, G.P. Maisonneuve & Larose, 1976, ISBN : 2-7068-0498-X

* *Dans les monastères Zen au Japon*, G.P. Maisonneuve & Larose, 1997, ISBN : 2-7068-1283-4

Marc de SMEDT

* *Paroles Zen*, Albin Michel, Carnets de sagesse, 1994, ISBN : 2-226-06438-9

SUZUKI Shôsan

* *Zen et samouraï*, Albin Michel, Collection spiritualités vivantes, ISBN : 2-226-6799-X

TAISEN Deshimaru

* *La pratique du Zen*, Albin Michel, Collection spiritualités vivantes, ISBN : 2-226-01287-7

* *L'autre rive, textes fondamentaux du zen commentés par Maître Taisen Deshimaru*, Albin Michel, Collection spiritualités vivantes, ISBN : 2-226-03302-5

* *L'anneau de la voie*, Albin Michel, Collection spiritualités vivantes, ISBN : 2-226-06352-8

* *Zen et arts martiaux*, Albin Michel, Collection spiritualités vivantes, ISBN : 2-226-01788-7

* *Le bol et le bâton, 120 contes zen*, Albin Michel, Collection spiritualités vivantes, ISBN : 2-226-02684-3

* * *

Langue Anglaise

The Zen Teaching of Huang Bo
Huang Bo / Paperback / Published 1994
The Zen Teaching of Huang Bo:
On the Transmission of Mind
(Shambhala Pocket Classics)
John Blofeld (Traducteur)
Original Teachings of Ch'an Buddhism;
Selected from the Transmission of the Lamp
Chang Chung-Yuan / Poche / 1995
Original Teachings of Ch'an Buddhism:
Selected from the Transmission of the Lamp
Shih. Tao-Yuan / 1982
Original Teachings of Ch'an Buddhism
Chang Chung-Yuan traducteur.
New York: Random House, 1969.

The Golden Age of Zen
Ching-Hsiung Wu, et al.
Poche / 1996
Golden Age of Zen
John C. Wu / 1975